アトウッド博士の
自閉症スペクトラム障害の子どもの理解と支援

トニー・アトウッド [著]
Tony Attwood
内山登紀夫 [監訳]
八木由里子 [訳]

どうして
クリスは
そんなことを
するの？

Why Does
Chris
Do That?

明石書店

WHY DOES CHRIS DO THAT? by Tony Attwood
Copyright ©1993 by The National Autistic Society

Japanese translation published
by arrangement with Autism Asperger Publishing Company
through The English Agency (Japan) Ltd.

目　次

　　序　文　7

相互的交流の質的障害　9
　　社交的場面の行動とその順序　11
　　社交のスキルを高めるには　12
　　感情と思考のコミュニケーション　17
　　感情の理解　18
　　感情の表現　19
　　感情を理解させ、表現させる方法　23
　　まとめ　24

言語的／非言語的コミュニケーション及び想像力の質的障害　27
　　言語的コミュニケーション　29
　　　A）言語の理解　29
　　　B）言語による表現　31
　　　C）非言語的コミュニケーション　35
　　　D）認知障害　36
　　刺激の過剰選択性　37
　　複数の感覚領域（クロス・モダリティ）の問題　38
　　順序づけ（シークエンシング）　38
　　想像力　39
　　般　化　41
　　知覚の異常　42
　　模　倣　43
　　運動感覚の手がかり　44
　　記　憶　45
　　動　機　45
　　学習環境で子どもの能力を高める　48
　　まとめ　52

著しく限定された行動と興味の範囲　57
　　単純な反復行動　　57
　　手のこんだ決まりを作る　　60
　　狭い範囲の興味に没頭する　　62
　　まとめ　　66

感覚刺激に対する異常な感じ方　69
　　音の感じ方　　70
　　強烈に知覚されている音を特定する　　73
　　触　覚　　74
　　視　覚　　76
　　匂いや痛み、熱の感じ方　　77
　　恐怖や不安反応の対処　　78
　　まとめ　　82

年齢相応の行動かどうか？　85

行動の原因をつきとめる　93
　　設問1　その行動は痛みが原因か？　　94
　　設問2　その行動はコミュニケーションの手段か？　　94
　　設問3　その行動の原因は脳生理学的な異常か？　　97
　　第1段階　ストレスの兆候を見つける　　99
　　第2段階　気をそらすような活動を準備する　　99
　　第3段階　リラクゼーションと運動　　100
　　第4段階　言葉で制する　　102
　　第5段階　そっとしておく　　103
　　まとめ　　103

結　論　105
　　参考文献　　107
　　監訳者あとがき　　124

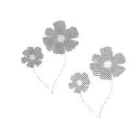

序　文

　私は長年にわたり、アスペルガー症候群や自閉症（いずれも自閉症スペクトラム障害 [ASD：autism spectrum disorder] と総称される）について、親御さんや関係者にアドバイスをしてきましたが、その際、最もよくされる質問は、「どうしてこの子はそんなことをするんでしょう？」というものでした。そして、さらに切実な様子でこう聞かれるのです。「どうしたらやめさせられますか？」

　自閉症スペクトラム障害が認知されてから50年以上経った今でも、その本質についてはわからない点が多く、彼らが示す偏った行動のすべてを包括的に説明することができないため、親御さんたちからのそうした質問にも簡単に答えることができません。けれども、自閉症スペクトラム障害のある子どもにはいくつかの特徴があり、他の子どもたちと明確に区別できることがわかっています。また、20年におよぶ私の臨床経験から、障害の特性は一人ひとり違うため、行動をコントロールする方法をそれぞれ変えなければならないこともわかりました。それぞれの障害の違いについては、これまで発表された多くの研究の中で詳細に述べられていますが、本書では、こうした研究結果を踏まえながら、ASDの子どもたちが変わった行動をする理由を説明し、その行動を「あまり頻繁にしない」ようにさせ、もう少し「適切な行動をとれる」ようにする方法を解説します。

　行動を効果的にコントロールする方法を考え出すには、まずその行動の原因と機能を明確にする必要があります。原因を探る際に最初に

疑問に思うのが、その奇妙な行動はASDによるものかどうかということでしょう。ASDの診断基準には、ASD独特のさまざまな行動が記載されているので、アスペルガー症候群の人たちがなぜそのような変わった行動をとるのか、理解するために役立つかもしれません。

　自閉症の診断基準は、それに関する私たちの知識が深まるにつれて変化します。本書では以後、アメリカ精神医学会の『DSM-IV-TR 精神疾患の診断・統計マニュアル』（新改訂版、2000）[1訳注1]という、国際的に認められている基準を用います。自閉症の主な診断基準は、以下の通りです。

1. 対人的相互反応（reciprocal interaction）に質的な機能障害がある。
2. 言語的コミュニケーションと非言語的コミュニケーション、及び想像的な活動に質的な障害がある。
3. 行動や興味の範囲が著しく限定されている。

　アスペルガー症候群は、通常は正常な知的能力を伴う自閉症の一つのタイプです。本書における解説や提案も、あらゆる年代のアスペルガー症候群の人に関連します。

　アスペルガー症候群の診断基準は、以下のように、自閉症の基準と非常に似ています。[2]

a. 社会的な対人的相互反応（reciprocal social interaction）に重度の障害がある。
b. 狭い範囲の関心事に夢中で没頭する。
c. 自分の日常の決まりや興味にとらわれる。
d. 発話や言語に問題がある。
e. 非言語的コミュニケーションに問題がある。
f. 動作がぎこちない。

訳注1：本数字は巻末の参考文献の数字を表わす。

相互的交流の質的障害

　たいていの子どもは、両親や他人と心を通わせる能力を持って生まれてきます。とくに意識しなくても、周りの人たちが自分にとって重要な存在だということを知っています。生まれて間もないうちから両親と気持ちが通じ合い、同じ「波長」を感じます。ところが、ASDの子どもからは、こうした様子が感じられません。まだ赤ん坊のうちから、この子には人とかかわる能力に問題があるのではないかと、直感的に感じさせる何かがあるのです。

　相互的な社会的交流の障害はさまざまな形で表れます。幼児の場合、他人の存在や相手の気持ちにまったく気づかない場合があります。自閉症スペクトラム障害の典型的な特徴は、相手と目を合わせないことだと考えられてきました。わざと目をそらしているというよりは、遊んだり話をするときに相手の目に注目したり、相手の顔をくり返し見たくなる気持ちが乏しいのだと、現在では考えられています。

　このような場合、周りの人たちは、自分を物としか思っていないのではないか、子どもは本当は誰にもかまってほしくないのかもしれない、という気持ちになります。ASDの子どもは、誰かと一緒に笑ったり冗談を言い合ったりすることが少なく、悩みがある場合でも、あまり大人に助けを求めず、励ましにもあまり反応しないことがありま

す。確かに、こうした子どもは、自分に注がれた愛情に対して、周囲が期待するだけの反応をすることができないように見えます。自分のことにしか関心がなかったり、「冷めた」ように振る舞う定型発達の子どもも大ぜいいますが、ASDの子どもの場合、問題の重大さはそれとは異なる深いレベルにあります。

　就学前のASDの子どもは、周りの子どもたちや大人と一緒に遊ばず、「こっちを見て」とか「あれを見て」といったしぐさもほとんどしないことがあります。[3,4,5] また、他の子どもたちの遊びを模倣することも、家での両親の行動を真似することも稀です。

　学齢期になっても、相変わらず一人で遊ぶか、自分より幼い子どもと遊ぶことを好み、同じ年頃の子どもとは一緒に遊びたがりません。ASDのある10代の少年と話したとき、どうして休み時間に他の子どもたちに話しかけないのか聞いたところ、「ご心配なく、そんな必要ありませんから」という答えが返ってきました。明らかに、彼には同じ年頃の子どもたちと話す能力があるにもかかわらず、校庭であえて一人で遊んでいたのです。

　同じ年頃の子どもと友だちになる能力が低かったり、話し方がおかしかったりするのは、標準に近い知的能力を持つASDの子どもの特徴です。こうした子どもたちは、本当は他人と交流したいと思いながらも、その相互関係や会話に暗黙のルールがあることがわからないようです。ASDの子どもが大人に話しかけるとき、その場の状況や相手とは関係のない質問をすることがあります。たとえば、初対面の相手に近寄り、あいさつもなくいきなり「どんな車に乗ってるの？」と大声で聞いたりするのです。

　会話はひたすら質問形式のこともあり、本人が話したいことだけを話し、相手の驚きや困惑、うんざりした表情には気づかないように見えます。相手の意見を聞き入れたり、相手の経験談に興味を抱いたりして話題を変えることもほとんどありません。こうして「ひとり言」

にさんざんつき合わされた相手は、キツネにつままれたような気持ちになるのです。

　アスペルガー症候群の子どもは、人との交流を明らかに求め、人との会話を持続させる能力もあるのですが、社会的交流や社交的な会話を自分から開始することにはかなりの困難を伴います。高度な社会的行動である社会的交流を開始する能力に問題があることは、子どもが四歳か五歳になるまで認識されないことがあります。そういう子どもたちはやんちゃで礼儀知らず、あるいは無神経に見えるかもしれませんが、実は彼らは社交的な会話がなんであるかを理解できず、どうして自分の行動が相手を怒らせてしまうのかわからないのです。

　たとえばスーパーのレジで順番を待っているとき、レジにいる女性を見て、母親に「この人、ブスだねえ」と大声で言って、口に人差し指をあてられたり、「そんなこと言うもんじゃありません」と困ったように注意されたりしても、さらに大声で「だって本当にブスなんだもん！」と応じます。

　こういう子どもは、とても自己中心的で思いやりに欠けているように見えます。思いやりとは物事を他人の視点から見ることですが、それができないのです。このような子どもは、同級生からのプレッシャーにも無頓着なことが多く、流行の服やおもちゃに関心がなかったりもします。私はよく「その子は学校の昼休みに何をしていますか？」という質問をします。決まって、図書館や校庭の隅にいることが多いという答えが返ってきます。

社交的場面の行動とその順序

　人と交流する場合、まず相手を見て、近づき、あいさつを交わし、会話をする、あるいは相手の様子を見て話を切り上げるといった順序

で行動するのが一般的です。

　ASDの子どもにこうした社交スキルがないのは、この一連の行動の、ある特定の段階でうまく対応できないからかもしれません。障害が重度な子どもは、相手と目を合わせたり近づいたりといった、第一段階のことを習得していない場合があります。人と話をするためではなく、飲み物がほしいといった自分の欲求を満たすためだけに相手に近づいていく子どももいます。ASDの子どもの中には、人と交流したいという意欲が非常に高いにもかかわらず、「こんにちは」とか「お元気ですか？」といった適切なあいさつができず、たとえ同じ質問であってもおかまいなしに相手に質問を長々とするという形で「会話」を維持する子もいます。

　その様子はまるで、その人の社会的行動がレコードに記録されていて、針が動かなくなったために、社交的場面の一連の行動をスムーズに進行させることができず、ある段階から次の段階に進めないかのようです。反対に、社会的能力の高いASDの子どもの場合、もっと自然な会話ができるかもしれませんが、話題が場にふさわしくないことに気づかない、電車や蝶の話をしだしたらとまらない、どうやって会話を終わらせたらいいかわからない、などの問題があるようです。

社交のスキルを高めるには

　まず大切なことは、どの段階のことをすでに子どもができているのか明確にし、次に身につけるべき段階のことを学ぶように助けることです。その子の問題点が、他の子から見て「どうして、自分を見てく

訳注２：1985年以前に主流だったアナログレコードでは、レコードの溝に信号が記録されており、レコードに傷がつくと、同じ音がなんどもくり返され、先に進めなかった。

れないんだろう、近づいてきてくれないんだろう？」ということであれば、何か社会的で楽しめそうな遊び（くすぐる、ぐるぐる振り回す、追いかけっこをする）をして、子どもが自然にこちらを向いたときに目を合わせるようにして、遊びと視線を合わせることのつながりを教えるといいでしょう。すると子どもたちは、交流のきっかけをどのように作ればいいかがわかり、そうしたほうが、みんなが何かしているときに割って入るよりも楽しいということを知ります。

　人との交流で大切なのは、相手に「こうしてほしい」と言うだけでなく、バランスよく「一緒に楽しもう」と言うことです。また、そうした社会性のある遊びが、あなたと子どもとのふれあいの大半を占めているのだと強調することが重要です。するとその子どもは、もっと頻繁に自分から他人に近づくようになるでしょう。

　子どもが他人に接近するのなら、適切なあいさつを教えましょう。ただ、ここで気をつけなければならないことがあります。家族にとって、キスは一つのあいさつかもしれませんが、ASDの子どもは、たとえば配達に来た郵便局員など、キスをしない相手もいるということがわからない可能性があります。また、その子どもが不適切なあいさつをしているような場合、たとえば相手に矢継ぎ早に質問をすることが、子どもの交流のスタイルになっている場合などは、どのように指導すればいいでしょう？

　まず言えるのは、ASDの子どもに対する大人たちの会話の大半が、「どうしてそんなことするの？」や「何やってるの？」といった質問で始まるため、こうした行動は、その真似をしたものだろうということです。相手のやっていることや話題については何も言わなかったりします。その場にあった言葉を引き出すには、あなた自身が質問ではなくコメントを増やして自然なかかわりを持つように努めることです。「あの車、速いね」とか「いいシャツね」といった具合です。こうした言葉を子どもが自分から言ってきたら、その子の言うことに関心が

あるということを示す返答をきちんとしましょう。

　これまで行われたいくつかの実験的な研究により、定型発達をしている同じ年頃の子どもが、孤立した自閉症の子どもや、アスペルガー症候群[6,7]の子どもの社交の頻度を高める可能性があることが明らかになりました[8]。自閉症の子どものためのカリキュラムには、定型発達をしている同じ年齢の子どもと過ごす時間を設定したほうがよいでしょう。一般のティーンエージャーと過ごすことで、さらに社会的学習となる経験をすることになるでしょう。これは学校だけでなく、スポーツやボーイスカウトなどのレクリエーション活動の場でも実現できることです。

　問題なのは、定型発達をしている子どもたちの中にただ単に参加させただけでは、その子どもが社会性のある遊びに加わるようにはならない点です。その子が仲間はずれにならないように、遊びのルールが理解できるように配慮しなければなりません。たとえば、タッチされた人が、今度は他の人を追いかける、ボールを受け取ったら、同じチームの誰かにパスをするといったルールが理解できているかどうかチェックする必要があります。

　このようなことがうまくいくためには、大人が間に入って指導することが必要なこともあります。休み時間で大人の目が行き届かないようなときに、他の子どもと意味のあるふれあいができなくなる恐れがあります。それでも、筆者の経験では、リーダー的な子どもが一人か二人いると、とても助けになります。クラスの中でも大人っぽく、自閉症やアスペルガー症候群の子どもに関心を持っている子どもがそういった立場になることがあります。彼らはゲームでペアを組んでくれたり、遊び方を教えたり手助けをしてくれて、いじめられていれば助けを呼びに行ってくれたりします。

　あらゆる場面で、社会的要素をどのようにすれば加味できるか考えるようにしましょう。たとえば子どもが学校で料理を習ったのなら、

自分のためではなく他の生徒のために食事を作ることができるはずです。あるいはビスケットを配るとき、それぞれの名前を呼び、一枚どうぞと声をかけながら（もし要らないと言われても、怒ったりしないということを学習しながら）、生徒一人一人にお皿を手渡せるように指導しましょう。

　マンツーマンで学習したほうが大きな進歩が見られるかもしれません。それにとどまらず、何か新しいことを学習したら、今度はグループの中で順番に、そして可能なら、他の子どもを手伝いながら、実践させることを忘れないでください。

ソーシャルスキルトレーニング（SST）

　モデリング、コーチング、ロールプレイなどを含む特定のスキルを学習する知的能力がある ASD の子どもを対象にした効果的なソーシャルスキルトレーニング（SST：social skill training）が数多く開発されてきました。[9]

　ティム・ウィリアムズは、能力の高い ASD の子どもに SST を用いる非常に包括的なアプローチを紹介しています。この方法では、レクリエーションのゲームを利用したり、「話している相手の目を見なさい」[10]といったような直接指示も使ったりします。このアプローチでは、「話をするときには私の顔を見て静かに座っていることができましたね」といったように、簡潔にフィードバックすることもあります。また、会話の場面などを録画したビデオを利用して、会話の見本にしたり会話の練習のために利用することもあります。[11,12]

　グローデンとコーテラも興味深いアプローチをしています。[13]彼らは ASD の子ども二人にそれぞれ社会的な状況を想像させ、さらに楽しい出来事、たとえばもう一方の子どもと一緒に遊び、チョコレートを食べた、という空想をさせ、それらのイメージを結びつけたのです。その結果、子どもたちは自分から社会的な遊びをするようになりまし

た。

　中には、かなり複雑な社交スキルを身につける子どももいますが、不適切な行動をしても自覚がなかったり、自分の社会的能力について批判されることに過敏になることがあります。このような場合は、ASDを理解している人のカウンセリングを受けることが必要でしょう。そうすれば、自分の独特の障害が自身や他人に与えている影響を、素直に受け入れることができるかもしれません。また、両親や教師が社会的ルールを具体的に教える必要があります。「コンピューターが好きだからといって、隣の人が買った新しいコンピューターを使うために隣の家に入っていいという理由にはなりません、みんな寝ている夜中であれば、なおさらです」といったように、両親や教師が、社会的行為の一つひとつについて具体的にルールを教えなければいけません。

　アスペルガー症候群の子どもたちにとって、学校は唯一、家庭以外で社会生活を送る場かもしれません。場合によっては、ボーイスカウトや地元の水泳教室、乗馬クラブといった、団体で行うレクリエーション的な課外活動にも積極的に目を向けさせることも必要でしょう。鉄道車両の車種に興味を持つ人の集まり、切手やコインの収集、コンピュータークラブ、地元スポーツチームの応援といった、趣味のグループに参加させるのもいいでしょう。そのようなメンバーの中では、アスペルガー症候群の人よりも目立つ人がいることもあります。

　知的能力の高い子どもは、友だちがいないことを気にしていないように見えることが多いのですが、青年期に達するころには、親友を心から欲しがります。ソーシャルスキルを磨き、自信が持てるようになるには、近隣の学校の同じ年代の若者たちとソーシャルスキルを学ぶグループを作り、適切な社会的行動の予行練習をするという方法があります。一般のティーンエージャーにもそこに多数参加してもらい、誰かをダンスに誘う、断られても我慢するといったロールプレイを行

ったり、社会的な暗黙のルールを誰かが誤解してしまったというエピソードを想定して、どうするかを一緒に考えたりするといいでしょう。たとえば、仕事の面接に行ったところ、自分の髪がぼさぼさなことに気づいて見知らぬ人にくしを借りるという、アスペルガー症候群の人がやりそうなエピソードを、マーガレット・デューイがいくつか紹介しています。[14]

感情と思考のコミュニケーション

　ASDのある人たちにとって、「感情の国」は未知の領域です。社会的行動のおそらく最も重要な要素、すなわち感情と思考のコミュニケーションに関する研究はこの10年間で急速に増えました。

　研究結果からは、ASDの人は、特定の感情を理解し表現する能力に機能障害があることが示唆されました。また同じころ、ASDの子どもの認知能力に関する研究も行われ、彼らには、相手の考えを察知する能力に障害があることが示されました。そして、これらの研究結果を説明するため、二つの理論が提唱されてきました。サイモン・バロン・コーエンが「マインド・ブラインドネス（mind blindness）[15]」と呼ぶ、ウタ・フリスの研究チームの「心の理論（Theory of Mind）[16]」と、ピーター・ホブソンが提唱する「情動・認知的な対人関係性の障害理論（Theory of Impaired Affective-Cognitive Relatedness）[17]」です。ここでこの二つの理論の利点を比較したり論じたりすることはしません。それについては、アン・ウォルターによる論評をお読みください。[18] ここでは、この二つの理論に共通してあげられている弱点が、特有の行動にどのようにかかわり、そうした行動に対してどうすればいいのかを検証したいと思います。

相互的交流の質的障害

感情の理解

　ASDのある人たちに会って最初に感じるのは、彼らが相手の感情に無関心だということです。彼らが相手の表情やしぐさ、姿勢、声のトーンから感情を読み取ることが苦手なことは事実でしょう[19,20,21]。そのため相手は、自分の示した表情や行動から、ASDのある人が感情を理解してくれたかどうか、確信を持つことができないのです。

　けれどもASDの子どもは、相手が強い感情をあらわにすると極度の苦痛を感じることもあります。相手の感情にまったく無関心というわけではありません。相手の体の特定の動きや声の調子が何を意味するのか、どう応じればいいのかがわからないことがあるという点が、ASDの子どもの問題なのです。

　この障害が最も重い場合、ASDの子どもは他者をよせつげず孤立します[22]。こうした子どもは、他人が近くにいるだけでストレスを感じます。最も気が休まるのは、相手が音もたてず、ほとんどなんの感情もなく近づいてきた場合です。わかりやすく言えば、シカなどの野生動物に、親しみを持っているのか捕食しようとしているのか悟らせないようにしながら近づくのに似ています。子どもがまだ幼い場合は、慎重にゆっくり近づきながら、きわめて低く落ちついた声で、短く話しかけるといいでしょう。そのゆっくりした声のトーンと、感情を抑えた相互交流に子どもが慣れてしまえば、そのやりとりにかける時間と感情をこめる度合いを徐々に増していくことができます。

　定型発達の人でも、他人の情緒的行動を許容したり想定したりする程度は人それぞれ違います。たとえば、ソーセージを買っただけで、肉屋が突然カウンターから出てきて大げさに抱きしめキスをしてきたらどうでしょう？　おそらく、あなたはあまりいい気持ちはしないでしょう。ASDの人は、他人の情緒的行動を理解する能力が障害され

ています。他人の情緒的行動に対して許容できる範囲が定型発達の人よりもはるかに狭いのは、このような能力障害の結果なのです。

　自分の情緒的行動を、その子どもが理解できるレベルに調節してあげることが大切です。たとえば、何か良いことをしたとき、単に『ありがとう』という短い言葉をかけるだけで十分に満足する子どももいます。大げさにほめられると混乱してしまい、かえって不快な体験に感じるかもしれません。ASDの子どもに叱責するような場合、攻撃的な口調で言えば、子どもは非常に不安定になります。ある母親は、「あの子をしかっても、火に油を注ぐだけなのです」と言っていました。

　もしあなたが、怒りで「切れそう」になったら、どこか子どもから離れたところへ行きましょう（トイレに閉じこもるのもいいかもしれません）。そこでぶつぶつ悪口でも言って気を落ちつけましょう。それから子どものところに戻って、穏やかにわかりやすく言うべきことを伝えましょう。愛情を表現したいときには、軽くキスしたり、ちょっと身体に触れるだけにしたほうがいい子どももいます。子どもによっては、それ以上の表現をすることで、人との接触を避けたり、そうした状況をいやがるようになることがあるからです。

感情の表現

　ASDの子どもの感情表現能力に関する研究はそれほど多くありませんが、感情表現能力が明らかに障害されているという臨床経験を裏づける研究データが間違いなく存在します。ASDの子どもに対して表情で相手にわかるように感情を表現する能力についての研究が行われた結果、求められた表情を作る能力が低いことが複数の研究で確認されました[23,24]。

　ASDの子どもの自然なしぐさを調べた最近の研究では、慰めや愛、

友情、困惑といった対人的な感情を表すしぐさが、それがあって当然と思われる場面でも、見られなかったことが明らかになりました[25]。

このように、ASDの子どもは、感情表現に関して限定された「語い」しか持っていないようです。このことは実際、ASDのある本人だけでなく、周りの人たちにとっても相当なストレスになっています。なぜなら、ASDの人の「しぐさの語い」は微かに表現されるか極端に激情的に表現されるかのどちらかで、中間がありません。中間の部分の感情や考えを周囲が察して推測することが必要になるからです。

直感的にはわかりやすいですが、正確さには明らかに欠けるたとえ話を使わせてください。ASDの子どもの感情は、壊れたステレオのアンプを通して表現されているようなものです。一部の感情は、単にオン・オフのスイッチが切り替わるだけで、常に最大の音量で表現されます。いらだちや不快感といった、純粋に個人的な感情がそうです。また、他人の感情や考えを認識したり評価したりすることなどは最小の音量で表現されます。愛情や慰め、困惑といった感情などです。

そのため、小さないらだちが最悪の反応を招くことがあります。ある少女の場合、ドアが開けられないからといって自分の手を噛みます。また、つまずいたはずみでクラスメートにケガをさせても、なんの慰めも謝罪もとまどいも示しません。けれども、相手の腕や顔に軽く触れることが、彼女にとって最大の愛情表現なのかもしれません。まるで他の子どもが相手に抱きついて「大好き」と言うのと同じくらい愛情を表現しているのかもしれないのです。

ASDの人の感情表現は正確さに欠けるところがあるため、その感情表現の極端さのために相手に誤解を与えやすいということを意識しておかなければなりません。ある有能なASDの人が、とても攻撃的な性格だと思われていました。それは彼が、こぶしを振り上げながら相手に顔を近づけ、「その口をなぐってやる」とよく言ったからです（本当になぐったことは一度もありません）。当然ながら、周囲の人は

彼に近づこうとしませんでした。慎重に彼のことを調べてみると、知らない人がいるだけで落ちつかなくなること、しかし、そのいらだちを穏やかな適切な方法で表現することができなかったことがわかりました。そんなとき彼は、人が怒っているときの行動や言い回しをテレビで観察し、それを真似すれば、周囲の人が自分を一人にしてくれることに気づいたのです。私たちは、周囲の人に、彼の言ったことを言葉通りに解釈しないように言い、彼は自分の感情を「黒か白か」という極端な形でしか表現できないのだと、ていねいに説明しました。

さらに私たちは、代わりになる「一人にしておいてください」という言葉を教えました。人を遠ざける意味では同じですが、前よりはるかに適切な言い回しです。ASDのある人は、苦痛やいらだちを感じはじめると、言葉をはっきり発音したり、感情をきちんと表現したりすることが非常に困難になります。また、その場の状況とはなんの関係もなさそうな台詞や会話を何度もくり返すことがありますが、その話の内容は、以前、本人や誰かが口にした可能性があり、そのときに体験した感情と同じような気持ちになっているのかもしれません。つまり、ここで伝えているのは言葉ではなく感情なのです。

感情表現に関してよく聞かれるのは、「なぜ彼は、怒られているときや、取り乱したときに笑うのですか？」という疑問です。

この矛盾する情緒反応の原因は、うまく感情を表現できないためかもしれません。「泣くか笑うか、どちらかにしなさい」という言葉にあるように、笑いによって緊張を解きほぐすことが可能です。たとえばある少年は、祖母を起こしてしまうほどヒステリックに笑いました。祖母が少年の寝室のドアを開けると、孫が身体の具合が悪いためにひどく不安がっていました。涙を流したり大声で助けを呼んだりするのではなく、笑うという方法で体調の悪さを表現していたのです。

ASDの人は、ハチや段ボール製の模型といった特定の物体に笑いを誘発されることがよくあります。その様子をそばで見ていて、何が

相互的交流の質的障害

おもしろいのかわからない人には、その子どもが自分にしか聞こえない声に反応しているように感じるため、統合失調症を疑うかもしれません。ところが、この場合の笑いは単純に不安の表現で、ハチに刺されるという危険に対する反応だったりします。その物体が連想させる過去のおもしろい出来事を思い出したのかもしれません。

　ちょっとした一言が、その発音や意味が、きわめて個人的なユーモアと結びつき、笑いの原因になることがあります。この笑いはなんの害もないのですが、周りの人がそのおかしさを共有できないことはちょっと残念なことです。

　しかしこれは、倒錯したユーモアのセンスを持っているわけでも、幻覚が存在しているわけでもなく、不安を感じている表れであり、緊張をほぐす効果的な方法なのかもしれません。

　まだ説明していないASDの興味深い一面は、愛情を表現しようとして攻撃性を示す子どもの存在です。ある自閉症の少女は、母親の顔をやさしく撫で、今にもキスをしそうな様子でしたが、次の瞬間、母親の頬をつねったのです。少女はその後明らかに、自分のしてしまったことに対して動揺していました。

　愛情あふれる行為の次の段階の行動が適切なこともありますが、次に攻撃的行動が生じる場合もあります。そのような場合、双方にストレスが生じます。

　アスペルガー症候群の子どもは、的確な感情表現をすることにも困難があります。一般に、未就学児は、興奮すると「跳びあがって喜ぶ」傾向があります。このようなしぐさは、小学校低学年の間に消えていきますが、アスペルガー症候群の青年は、年長になっても興奮すると手を叩いてジャンプすることがあります。

　青年期の自閉症の人の中には、その場の状況におよそ似つかわしくない恐怖やパニックなどの強い感情に突然襲われることがあり、気をつけなければなりません。幸い、このようなパニック発作は、適切な

薬物を投与することで治療が可能です。

感情を理解させ、表現させる方法

　感情の理解と表現に焦点をあてた活動プログラムを、親や教師がどう作るか説明しましょう。年少のASDの子どもを教室で指導する場合には、特定の感情に重点をおいたグループ活動を行うといいでしょう。「幸せなら手を叩こう」などの誰でも知っている歌の歌詞を、「友だちとハグしよう」といった行動に置き換えたりします。教師が先に立って相手をハグしてみせることで、子どもたちにも、愛情を表現する行動を教えることができます。

　ASDのある年長あるいは能力の高い子どもを指導する際には、幸せや悲しみ、怒り、不安、愛といった特定の感情を物語や音楽、絵画やロールプレイなどを利用してプログラムのテーマに取り入れることができます。言葉やしぐさ、ふるまいがうまく使えて感情を的確に表現するようになれば、その後の人生に大いに役立つはずです。困っているASDの人に「どうかした？」と声をかけてくれる人がいた場合、何があったかを説明するだけではなく、自分の感情も伝えられたほうがずっと助けになります。

　学校のカリキュラムには、他人の感情をどのように認識し、どう対応すればいいかという学習を取り入れるべきです。特定の状況を設定し、ロールプレイをするのもいいでしょう。たとえば、誰かが泣いていたら、立ったまま見つめているのではなく、肩に腕を回してあげたほうがいいといった適切な対応について教えるのです。

　家では、あいさつやお礼のときに頰に軽くキスをする、といった特定の行動を子どもにさせるといいでしょう。これらの行動は、相手が期待しているような感情を伴わない、機械的な行動になるかもしれま

せん。しかし、特定の社会的状況でどのように振る舞うべきかを教えることができます。ASDの人は、相手の情緒的行動にどう対応したらいいかわからないために、問題行動を起こしてしまうことがあります。したがって、問題行動を予防する上でも、振る舞い方を教えるのは大切です。

　このように特定の状況を想定して、その場に合った危険のない行動や「ごめんなさい」「助けて」「私はどうすればいいの？」といった言葉を教えましょう。こうすることで、ASDと周囲の人がお互いを理解しあえるようになるのです。

まとめ

　ASD特有の特徴である、相互的交流の質的障害は、対人関係に必要な特定のスキルが乏しいこと、思考や感情を伝達しあうことに問題があるために生じます。本章の主なポイントは、以下の通りです。

1. あいさつなど、社交における各段階の構成要素を教える必要がある子どもがいる。
2. 定型発達をしている同じ年頃の子どもと交流することが、適切な社会的行動を身につけさせる上で、役立つことがある。
3. 意図的に指導された交流（例：「これをしなさい」と言われてするような交流）と、純粋に遊びで行う交流のバランスをとるべきである。
4. その子どもが理解できるように、自分の感情表現のレベルを変える。一般の子どもに対して普段とっている表現よりも、はるかにやさしく表現しなければならない場合が多い。
5. ASDの子どもの感情表現は極端になりがちである。自分の感情

を少しだけ表現したり、的確に表現すること、段階的に表現することが苦手な子どもが多い。
6. 他人の思考や気持ちの理解に基づく感情は、ひかえめに表現されることが多い。
7. 子どもが感情を理解し表現するための「語い」は、家庭や学校での指導によって増やすことが可能である。

言語的／非言語的コミュニケーション及び想像力の質的障害

　コミュニケーション能力に問題がある場合の最も初期の兆候の一つは、この子は耳が聞こえないのではないかと周囲が疑い、精密検査を受けさせても聴力に異常がないにもかかわらず、その子どもは、他人の話になんの興味も反応も示さず、名前を呼ばれても無関心な場合がある、というものです[27]。

　自閉症の子どもの場合、二歳前に多少の言葉を発しながら、やがて話さなくなり、数年にわたり無口になることや以前話していた言葉も完全に話さなくなることもあります。このようなことが起こる原因はわかりませんが、自閉症の子どもの約25パーセントは、言語を使う能力を身につけません[28]。

　話す能力が発達しない自閉症の場合に特徴的なのは、身振りや物真似によって補うことができない点です。そうした子どもには、手話や記号、絵といった、代替的な方法を使ったコミュニケーションを教える必要があるかもしれません。ところが自閉症の子どもは、このような代替的な方法を学んでも、本来のやりとりに使用せず、さしせまった要求を伝えるときのみ代替コミュニケーションを使用する傾向があります[29]。

　この意味で、コミュニケーションにおける代替的な方法の使用は、

やがて能弁になるASDの子どもの発話の使用と似ています。こうした子どもたちは、通常の年齢あるいは通常より数年遅れて話せるようになりますが、一般的な会話を始めたり、それを維持したりできない場合がよくあります。また、話し方にはいくつか独特の特徴があり、同じ話をくり返したり、「私」と言うべきところで自分の名前や「あなた」と言ったりするなど、変わった言葉遣いをし、意味論的な側面や概念の理解が困難なのです。

　この独特の言語プロフィールの特徴は、プロソディ（話し方のピッチや強勢、速さ、リズム、発音）が変わっているという点です。つまり、話し方が杓子定規で抑揚がなく、アクセントが変わっていて、語用論的に問題があります。たとえば、交互に話しているときに相手の話をさえぎり、ぶしつけに凝視し、相手に質問することで会話を維持します。そのため、会話の流れややりとりが不自然になります。このように、自閉症の子どもは、話すことを学習しても、いざ実践すると、不自然な会話になってしまうのです。会話を学習することで要求を表現することはできるようになるかもしれませんが、相手と自然に会話をすることは難しいのです。

　アスペルガー症候群の子どもは、話し始める年齢は遅いかもしれませんが、たいてい非常に流暢に話すようになり、驚くほどの語い力を身につけます。実際、彼らは生き字引のようになり、あいまいな用語を正確に記述したり定義することもできます。けれども、話し方が状況に合わせて変化することが少ない特徴があります。過度に堅苦しいイントネーションだったり、同じ年頃の子どもたちと話すと異質な雰囲気になったりします。普通は小学生になると、家庭では親の出身地方や母国のなまりで話していても、学校では同級生と同じアクセント

訳注3：語用論とは言葉の使い方について議論する言語学の分野。ASDでは、語いや文法に問題なくても言葉の使い方の問題が大きい。

で話すようになります。しかし、級友たちの話し方と全然違っていても、両親の出身地のなまりで話すアスペルガー症候群の子どもはたくさんいます。

　また、正確で詳細な学術用語を使って、列車の動力機関を説明するようなことはできても、「恥ずかしい」といった基本的な単語の意味をうまく言い表せなかったり、使うべき状況で自然に使えなかったりすることがあります。

　子どもの会話能力に問題があれば、スピーチや演劇活動を通じて、上手な会話術を教えることができます。教育内容には、スピーチのときに重要な単語をどのように強調するかの練習を含む必要があります。また、演劇活動をすることにより、感情の表現と、他人の感情や情緒的行動に対する理解が深まることもあります。

　ASDのある子どもにコミュニケーション能力の偏りがあるため、特有の問題行動が表れる場合があります。次項では、コミュニケーションについて、言語的コミュニケーションと非言語的コミュニケーションに分けて見ていくことにします。認知的障害を幅広く評価し、想像的な活動の機能障害に関しても検討します。

言語的コミュニケーション

A）言語の理解

　あなたが話した内容を、ASDのある人がどれだけ理解しているかわかっていなければ、双方が欲求不満になりかねません。

　言語能力が障害されているすべての子どもに有効なテクニックは、単純ですが、子どもの発話の平均的長さに、指示する言葉の長さを合わせることです。つまり、子どもが一言、二言しか話さない場合は、それと同程度の長さの言葉で指示を与えなければなりません。

しかし、ASDの子どもの場合、まったく同じ話をくり返す傾向（反響言語：エコラリア）があるため、この方法を適用すると、子どもの言語理解力について誤った印象を周囲に与えるおそれがあります。自閉症の子どもは、個々の単語が文章を構成していることを理解しないまま、まったく同じ文章を一つの単語のようにくり返す傾向があります。そのため自閉症の人は、理解の範囲を超えた指示をされることになります。すると子どもは混乱し、指示されたことができず、そのいらだちを自分や周りにぶつけます。

　ある自閉症の若い男性は、何も言わずに破壊的な行動をとると思われていました。この人は明らかに、言語の理解力が正しく評価されていませんでした。彼の行動を注意深く観察すると、普段どおりに家事をしているときにケアスタッフに何か指示をされ、その言葉の意味がわからないときに、乱暴な行動が誘発されていたことがわかりました。たとえば、わかりやすくミルクを指さす動作とともに、「ミルクを注いで」という簡潔な指示をすることで、はるかに落ちついて行動できました。そればかりか、昼食の準備をするといった複雑な仕事までこなせたのです。このようなわかりやすい指示をすることを一貫して行うには、スタッフの側にかなりの忍耐と集中力が必要でしたが、突発的な乱暴行為はなくなりました。

　この例は、日常生活に必要なスキルを教える際に、そのスキルと関連づけて言葉の意味を理解できるように支援することが、自閉症の人にとっていかに重要かを明確に示しています。このような工夫をして教育することで、言葉が意味する物と言葉そのものの関係が理解できるようになるのです。[31]

　では、自閉症の人と交流するときは常に、陸軍曹長の命令のように、単純な言葉や語句を大声で叫ばなければならないのでしょうか？　もちろん違います。

　自閉症の人が、話の内容をすべて理解しているかどうか相手に確認

されずに、ただ話に耳を傾けることができるという時間を作るべきです。それは、お話を聞くのが好きな一般の子どもと過ごすときと同じく、あなたも一緒にくつろぎ、子どもに口頭で手紙を「書く」ような時間になるかもしれません。このようにして音楽を聴くようにお話を聞くこともできるわけです。その結果、自閉症の子どもは、相手の話を聞くことに楽しみを感じるようになり、偶発的に言葉を理解したり表現するといった進歩が見られるかもしれません。強制的に話を聞かされるのではないかぎり、その子どもにとって社会とふれあうよい機会になるかもしれません。

自閉症スペクトラムの中で、自閉症とは対極にある、ほぼ正常に近い言語理解力を身につけたアスペルガー症候群の子どもや大人は、相手の言ったことを文字通りに解釈する傾向があることが問題になります。「頭が落ちるほど笑う（大笑いする）」といった慣用句や隠喩で混乱します。そのような語句が、彼らを悩ませていないかどうか気をつけ、これは科学的な事実ではなく、単なる「たとえ話」であることを説明しましょう。よく使われる隠喩とそれが表す意味を一覧表にするのもいいかもしれません。隠喩を誤解することのおもしろさを描いた最近のアニメを利用してもいいでしょう。

皮肉も、真意が伝わらずに相手を混乱させる可能性があるので、使わないほうがいいでしょう。

B）言語による表現

話し始めるのが遅い就学前の自閉症の子どもがいれば、親はなんとか話をさせたいと思うものです。言語聴覚士や教師が使っている伝統的な方法が自閉症の子どもに効果的なこともあるのですが、二つの方略を重視すべきだと思います。

最初の言葉を覚える際に、言語療法のセッションできちんと教えられるよりも、歌うことで覚えるほうが早い子どもがいます。[27]歌は、

CMの文句だったりテレビ番組の主題歌だったりします。言語療法のプログラムにこういった歌を組みこんでみましょう。

　普段は話さない子どもが、強いストレス状況で話すことがあるという興味深い現象を、親や教師が報告しています。たとえば、兄弟にからかわれたり、すごくほしい物をもらえなかったり、非常に腹をたてたりすると、ストレスによって完全な文章を話すことがあります。それを聞いた人は、本当にその子どもが言った言葉だろうかといぶかり、他の人にも聞かせたかった、そうでないと誰も信じてくれないだろうなどと考えます。

　軽度のストレスを与えることによって、子どもが言葉を発するように支援することができます。ただし、あくまでも軽度のストレスであることに注意してください。過酷な方法を使うよう勧めているわけではありません。過度のストレスを与えたりすれば、その子どもはかんしゃくを起こし、似たような言語療法を受けたがらなくなるでしょう。大人の側の決意と反復、そして肯定的な励ましを強調した方法なのです。言い換えれば、言葉を話さなくても、子どもを責めるようなことはしません。

反響言語（エコラリア）

　反響言語（エコラリア）は、言語を獲得した子どもによく見られる特徴です。相手の言葉をそのままくり返す反響言語は、定型発達の子どもでも見られますが、それは言葉の発達過程のごく短い期間に限られます。ところが、自閉症の子どもの多くは、この段階から先に進まず、簡単な単語や文章、ときには会話を、自分が耳にした直後や数日後、あるいは何年も経ってからくり返すことがあるのです。

　かつて反響言語は、異常な言語であり、言語を習得する上で役立つことはほとんどなく、やめさせなければならないものだと思われていました。ところが現在では、反響言語にも多くの有益な機能があると

考えられています。自閉症の子どもにとって、反響言語が初めて口にする話し言葉であったり、唯一のコミュニケーション方法だったりすることもあります。言語聴覚士が指導する際に、言葉がない場合と比較すると、反響言語を利用できるということは明らかに有利です。また、反響言語のみが会話を維持する手段になっている自閉症の子どももいるので、反響言語は大切です[32]。さらに反響言語は、相手の言っていることを理解していないときに生じやすいため、自分の話の内容が、その子どもに通じているかどうか判断するためにも役立ちます。

最後に、その子どもは言葉の響きをただ楽しんでいるだけかもしれず、遅延性反響言語は、喃語の一種とも考えられます。したがって、それを不適切だと考えたり、やめさせようとしたりする必要はありません。

私がこれまで見た事例の中で興味深かったのは、かなりの単語力を身につけた子どもが、「いいえ」と言おうとして「はい」と言ったり、その逆を言ったりするケースです。これは非常にまぎらわしく、波乱を生じかねません。このため、自閉症の子どもが「はい」または「いいえ」と答え、あなたが適切な反応をしている場面で、その子があまりにもいらいらするようであれば、本人の発言と言いたい内容が同じかどうか確認しましょう。

自閉症の子どもがストレスを感じたときに見せるもう一つの変わった特徴は、一文あるいは会話をそのままオウム返しにくり返すというものです。もととなったそれらの言葉はおそらく少し前に交わされ、そのときと似たような気持ちになっている可能性がありますが、現在の状況とはなんの関係もありません。ある子どもは、雨でいつものように外に行けなくなると、「窓から飛び降りてはいけません」とくり返します。ここで重要なのは、言葉どおりに受け取るのではなく、その子ども（大人の場合でも）が、自分の感情を言葉で正確に表現できないのだと気づくことです。

自閉症の人は、助けを求める表現をめったに口にしません。そのようなとき、自閉症の人たちはかんしゃくを起こしてしまいます。誰かが手助けをしてくれるかもしれないと認識することができないようです。ダトロウ・スミスとコールマンは、ある自閉症の男性に、自分の仕事に困難を感じたとき、どのように手伝いを頼めばいいか教えました。すると、その人の乱暴な行動は目に見えて少なくなったのです[33]。自閉症の人には、「スティーブンは手助けが必要です」といった無難な言葉を教えるか、援助が必要な場面では、手助けが必要であるという意味のサインを教える必要があります。

　自閉症の人が何か困難を感じ、助けを求めているとき、助ける側が決まった表現を使い、それから手を貸すことにするのです。自閉症の人にとって、その言葉はいやな経験を終わらせてくれることになるので、早い段階で言ってあげれば、自閉症の人も周囲の人もいやな思いをしないですむかもしれません。言葉を発しない人の場合は、助けを求めるメッセージをカードに書いておく方法もあります。

　これとは逆に、自閉症スペクトラムのもう一端をなしている高機能自閉症の子どもは、自分が作り出した言葉で、日常の物や出来事を表現します。まったく新しい言葉を作ること（言語新作：ネオロギスム）[34]もありますが、角氷のことをいつも「水の骨」と呼ぶアスペルガー症候群のティーンエージャーのように、風変わりな言葉を使うこともあります。

　アスペルガー症候群の子どもは、相当なおしゃべりか、ほとんど話さないか、どちらかに偏る傾向があります。その様子はまるで、その会話やひとり言を続けるのはこの場にふさわしくない、というさりげない警告に気づかないか、無視しているように見え、自分の音声を切る「スイッチ」を持っていないような印象を与えます。以下に記したのは、アスペルガー症候群の成人二人の会話で、絶え間なく話す理由

が語られています。

　アン「つまり、自分の声を聞いているとさびしくならないから好きなの。それに、たくさんしゃべらないと声が出なくなるっていう不安も、少しあると思う。ほら私、五歳までほとんど話さなかったでしょ。話すようになる前、私、いろいろなことに気づいていたんだけど、今そのことを母に言うと、それを私が覚えているってことにびっくりしてたわ。あのころの私は、世の中が本当にこわくて、周囲のすべてに刺激されてつらかったことを覚えているわ」

　ジャック「自分に話しかけると、思っていることをうまく表現する方法が見つかったし、それを練習するのに役立ったよ」(Dewey、1991年、204頁)[14]

　アンの場合は自分の声を聞くことで安心感を得るために、ジャックの場合は、おそらく一般の幼児がするように自分の考えを声に出すために話していたようです。ところが、この生来の特質を大人が示した場合は、他の人には奇矯にうつります。アンやジャックたちは、他人にどう見られているかに気づかないか無頓着なのです。

C) 非言語的コミュニケーション

　ASDの子どもの場合、六歳までに自分から相手に話しかけなければ、言葉によるコミュニケーション能力が発達する可能性は低いでしょう。[35,38] 自分の考えや感情、欲求を言葉で伝えることができないこうした子どもは、当然、欲求不満を抱くようになります。そのいらだちは怒りに変わるおそれがあり、手がつけられない行動や乱暴な行為におよぶようになるかもしれません。

　適切な話し言葉を習得することができない自閉症の子どもでも、非言語的なコミュニケーションを獲得することは可能なことがあります。これまでさまざまなサインやジェスチャーによるコミュニケーション方法が考案されてきました。これらはコミュニケーション手段を子ど

もに提供するという点で一定の成功をおさめていますし、言葉によるコミュニケーションにも効果的なのです[36]。

ただ、中にはサインやジェスチャーによるコミュニケーションが理解できない自閉症の子どももいます。とはいえ、記号や絵、紙に書いた文字、パソコンによる文字の入力を使ったコミュニケーションの成功例もあるので、落胆することはありません[37-41]。特定の方法が誰にでも有効というわけではありませんが、方法は一つではないので、複数の選択肢から選べばいいのです[29]。

話すことがほとんどできなかったりまったくできない人の場合、あるいは話し言葉以外の方法も含めてコミュニケーション手段がない自閉症の人の場合、攻撃的行動やかんしゃくを起こすことがコミュニケーションの手段になっていることがあります[42]。これらの行動は、「そんなことしたくない」「ほっといて」「退屈だ」「わからない」「こわい」という意味を表現しているかもしれません。

こうした不適切な行動は、相手から望みどおりの反応を引き出すのに非常に効果がある行動になりえます。それらの行動がコミュニケーション手段として自閉症の人が認識したようなら、それに代わる適切な合図や言葉を使った方法を学んでもらいます[43,44]。「いや」とか「一人にして」という意思を相手に伝える手段を獲得することから始めることが効果的だと、私は考えています。

D）認知障害

ASD独特のコミュニケーションの機能障害は、根底にある社会的・認知障害から生じているのかもしれません。この観点に立ち、社会的・認知障害が特定の行動とどのように関連しているのかを明らかにするために、認知機能（つまり知る機能と思考する機能）の研究を見直す必要があります。

多くの自閉症の人は、知能指数が平均を下回るため、当然ながら学

習に困難がありますが、さらに自閉症に起因する特異的な認知障害を抱えている場合もあります。こうした特有の障害を考慮に入れて、子どもに適合したカリキュラムに改変しなければなりません。

　次項では、この特有の認知障害を取り上げ、それが彼らの行動や学習にどのような影響をもたらしているのか説明します。

刺激の過剰選択性

　課題練習における錯誤パターンを分析した結果、子どもに重度の知的障害がある場合、限定された一つの情報源に選択的に関心を向け、それ以外は排除するという傾向が見られました。この特性はASDの子どもにも見られるようです[45]。

　つまり、そうした子どもは、一見その場に関係のない一つの特徴だけに関心を向けるところがあるのです。たとえば、トランプの絵札やジグソーパズルのピースの、そこに描かれた絵を見るのではなく形を見つめたり、また、相手が何か身ぶりで指示をしても、その動作を見るのではなく、相手の手をじっと見つめたりします。さらにASDの子どもは、相手の顔には注意を向けず、瞳の色といった細部を見るところがあります。

　問題なのは、そうした子どもは一つの刺激だけに「釘づけ」になり、ほかに目を向けないという点です。たとえば、その子どもに猫と家が描かれた絵を見せ、猫と言われれば猫を指すことを学習させたとします。その子は尻尾を見て家ではなく猫だと判断しているかもしれません。そのことを知らずに、別の猫や犬の絵を見せて、どちらが猫かを聞くと、その子はすっかり混乱してしまいます。こうしたことから、子どもが混乱せずに内容に関連のある重要点に注意を向けられるように配慮しなければなりません。そのためには、多様な例を示すような

課題をくり返して練習することが大切です。

複数の感覚領域（クロス・モダリティ）の問題

　幼児とよく行う活動に、ある単語を聞かせ、それに対応した絵や物を指さぎせる、またはその絵を表す的確な単語を言わせる、というものがあります。こうした課題の場合、子どもには二つの異なる感覚を同時に使うことが求められます。
　ASDの子どもには、聴覚・視覚・触覚から得た情報をうまく統合できないという特有の困難があります[46]。課題全般が苦手なのではなく、一つの感覚、とくに視覚だけを使った課題は比較的得意なのは、おそらく複数の感覚を統合できないからと考えられます[47]。ですから、カードを箱に入れるゲームや絵合わせや形合わせ、ドミノなど、単純な視覚的なマッチング課題はとても得意だったりします。

順序づけ（シークエンシング）

　ASDのある人たちは順序づけ（シークエンシング）、つまり次に何が起こるか読み解くことに困難があるようです[48]。こうした子どもは、トイレを使うことについて、それぞれの段階を学習しているかもしれません。しかし、それらの段階のスキルを統合することや正しい順番で実行することを学習できないため、トイレに行った後で、下着に漏らしたりします。
　順序づけの能力に問題があるとわかったならば、次にすべきことを一時的に思い出させるヒントを与える必要があります。順序を理解したら、徐々にヒントを減らしていけばいいのです。ASDのある人は、

予想できないことや無秩序な状態に自分が耐えられないので、次に何が起こるかわかっていたほうがリラックスできます。

　その時間内に予定されている物事をどの順番で行うか、簡単なスケジュールを使用して伝えてあげましょう[49]。たとえば家庭では、朝食をとる、歯を磨く、車で買い物に行く、家に戻って昼食を作る、といった一日に起こる出来事を、絵や写真で示すのです。学校では、授業の流れに沿って必要なものを箱ごとに分け、一つの箱が終われば次の箱の中身を取り出すという方法で準備しておくことができます。

　この方法は、家事の順番や仕事の手順を教える場合にも使えます。たとえば、ほうきの隣に洗濯バサミ、その隣に窓用洗剤というように、実際の道具を使う順番に並べておくようにします。

　母親がいつ学校に自分を迎えにくるのかしきりに心配するASDの女の子がいました。このような例からもわかるように、ASDの子どもは次に何が起こるという情報を必要としているのです。言葉で説明してもなんの役にも立ちませんでしたが、教室の時計の、母親が迎えにくる予定時刻のところに母親の顔写真を貼ってあげると、子どもは安心することができました。時計の針が母親の写真を指すころに母親が迎えにくることを理解したのです。ASDのある人に、活動の順番や、物事がいつ起こるかはっきり示してあげる方法は、普段の生活で起こりがちな予測不能なことや無秩序なことのためにいらいらしてしまう行動を減らすために非常に有効なことがあります。

想像力

　子どもが自閉症であるかどうかを診断する場合、その子どもの精神年齢に応じた想像力や象徴機能を使った自発的な遊びが乏しいかどうかが一つの指標になります[50]。ただし、子どもの遊びに見られるこの独

特の異常は、そうしたスキルを獲得できないのではなく、活用できないから生じるようです[51]。現場で指導する際に、自閉症の子どもにごっこ遊びをさせようとすることは、その子どもにとって非常に苦手な活動を選んだことになることを意味します。こうした子どもの場合、「これを使った他の遊び方はあるかな？」と語りかけて想像力を働かせるような基礎的な活動や、実際に可能な場合には、ミニチュアや何かを象徴しているような玩具ではなく、実物を使った活動から始める必要があるでしょう。

　定型発達の子どもたちの社会性のある遊びは、さまざまなレベルの想像力を活かしたもの、「さあ、何かのふりをしよう」といった遊びなど多様です。ドレスアップしてお茶会を開くことから、先生や警察、泥棒に扮することまで、さまざまな想像力を必要とする遊びがあります。アスペルガー症候群の子どもは、このような遊びは意味がわからず、遊びのグループの一員として振る舞うことが難しいことがあります。その遊びが本当なのか演技なのかわからなくなり、何をすべきかきちんと教えてあげることが必要になるかもしれません。ですから彼らには、その状況がごっこ遊びや振り遊びがどうかわからない場合に使える「何かのふりをしているの？」といった適切で無難な言葉を教え、相手が肯定すれば、真に受けないように言っておくといいでしょう。

　アスペルガー症候群の子どもの多くは、冒険小説よりも情報系の本を好みます。けれども授業で、「もし仮にこうだとしたら？」とか「どんなところがおかしい？」などの活動を組みこむことによって、柔軟で想像力豊かな思考プロセスを刺激することも可能です。中には、斬新でおもしろい答えを考え出す子どももいるかもしれません[52]。

般　化[訳注4]

　ASDの子どもは何かを覚えても、そこで学習したことを別の状況に応用することがなかなかできません。[53]学校で習ったことを自宅や別の授業で自発的に行ったり、自宅で覚えたことを学校で実践したりしないのです。するとスタッフや両親の中には、環境が変わるとうまくいかないのは、一方の側の人たちの対応が不適切だからだと文句を言う場合があります。こうして、各種関連機関の間にちょっとした「内戦」が生じることがあるのです。

　般化の欠如が、なぜASDのある人たちに顕著に現れるのか、はっきりした理由はわかっていません。そうしたことが起こり得るとわかっていれば、支援の手をさしのべることができます。その子が獲得しているスキルは何なのか、それをどのような方法で達成できたのか知るには、支援に関与している多様な関係者が定期的に情報交換して緊密に協力しなければなりません。両親は、学校や成人支援機関を訪れ、教師や支援者は、自宅を訪問する必要があります。誰も一人では支援を成功する手段を独占することはできません。どのような支援がうまくいったのか記録し、適切な支援が継続的に行えるようにしなければなりません。

　般化を促すには、グループ学習や、意図的にさまざまな状況を設定して子どもにかかわる人を変化させる方法があります。[54]

訳注4：この能力(generalization)は、日本では「般化」(はんか) と訳すことが多いので、本書でも「般化」とした。

知覚の異常

　ASDの子どもは時折、弱視や聾の子どもと似た行動をとることがあり、そのため子どもたちの多くは、当初、耳が聞こえないのではないかと見なされます[55]。けれども彼らは、視覚や聴覚に障害があるのではなく、自分たちが見聞きしているものの意味を理解することができないのです[47]。つまり、聴覚や視覚による刺激から意味を取り出すことができない、というわけです。

　フリスやバロン－コーエンらは、上述の研究や過去になされた研究を検討し、ASDの子どもの感覚情報処理能力は、低次処理は比較的問題がないことを確認しました。これは彼らがオウム返しができることからもわかります。しかし、彼らが示す音をほぼ完璧に「コピー」する能力は、感覚刺激を再符号化する能力に限界があることを示しています[56]。再符号化するためには、多様な感覚刺激を、特定の様式で組織化されたものとして認識できることと重要な要素と余分な要素を区別できることが必要です。ASDの子どもはこの点が苦手なのです。

　つまり、課題を指導する場合に重要なことは、課題の達成に密接に関係した重要な部分とそうでない関連の少ない部分を明瞭に分離することと、課題の内容を単純にすることです。そのためASDの子どもは、ASDではない知的障害の子どもと比較すると、子どもが達成している課題をどの段階まで達成しているのか、課題の内容のどの部分ができるのかなどの課題の分析をより詳細にする必要があります。

　ASDの子どもの知覚に関する研究では、彼らにはイメージを操作する能力に問題があるのではないかと言われてきました[47,57]。たとえば、ASDの子どもは、そこにない物や相手がジェスチャーで表現したものを「絵にする」ことができなかったり、イメージに描いたものをジェスチャーで表現することができなかったりします[58]。こうした研究結

果が何を意味するのか、完全に解明されたわけではありません。ただ、このような研究結果は手話的な方法でコミュニケーションを教える際に留意すべきです。ある種のサイン言語の習得が苦手なASDの子どもがいますが、このことが理由かもしれません。

模　倣

　ASDの子どもは、模倣の能力が乏しく、自発的に模倣することはあまりありません。[59,60] 運動の模倣は、定型発達の子どもでは生後ごく早期から、ほんの少し促しただけで行うようになりますが、ASDの子どもでは模倣能力を習得することが難しいのです。ASDの子どもも人の行動を見て、箱の開け方などを観察し、たとえば中のビスケットを食べられるといった同じ結果が出るまで、箱を開ける動作をくり返すことがあります。

　ASDの子どもが模倣する際に苦手な部分は、他者がグループの一員として行動している姿の模倣や、父や母、教師としての役割を担って行動している姿をその人の意識も視野に入れて模倣することなのです。

　けれども、自分の真似をする人たちに対して、ASDの子どもが示す反応はおもしろく、指導にも役立ちます。ドーソンとレヴィの研究によると、自閉症の子どもの行動を大人に模倣させると、子どもの注意力やアイコンタクト、探索的な遊びが著しく増えることがわかりました。[61] この方法によって、大人の行動が予測しやすくなり、子どもが大人の行動をコントロールできるようになります。その結果、子どもはリラックスでき、集中力が増すのだと考えられます。この手法は、非常に幼い子どもや孤立した子どもに対してとりわけ有益です。

運動感覚の手がかり

　模倣を使った学習が他の子どもほど得意でないなら、物事のやり方を教えるには、どのようなテクニックを使えばいいのでしょうか？ASDの子どもは周囲の世界を理解するときに使用する感覚や手法の中で身体を動かす動作が優れているようです。彼らは長時間指をヒラヒラさせたり鳴らし続けたり、ブランコやトランポリンに乗って手足を何時間も動かしている場合があります。

　このように、運動感覚に対してもともと持っている関心を活用していろいろな運動行為を習得するように指導します。つまり運動の感覚を子どもが実感できるように、実際に指導者が子どもの手足や指を取って動作を促すという手法を使います。この「手に手を添えた」指導は、多くの重度の自閉症を持つ幼児に非常に効果がありました。子どもの指を使って物の形をなぞらせる、手足を動かしてやりながら服の着方を教えるというのも、その方法の一つです。

　実際、視覚的手がかりや言葉の指示を与えないほうがうまくいく子どももいます。視覚的指示はその後子どもが模倣することが必要であり、言葉による指示は子どもが言葉を理解していることが必要です。視覚的・言語的指示の代わりに、子どもたちが指や手の動かし方を実感できるように、実際に手指を動かしてあげましょう。この手法は、アスペルガー症候群の子どもや成人にも適用することができます。

　テンプル・グランディンは、子どものころに自閉症と診断された科学者ですが、現代の診断基準ではアスペルガー症候群と言ったほうがいいでしょう。彼女は自伝を出版し、自閉症スペクトラム障害を持つ自分の体験を記事にしてきました。その記事の中で、彼女はこう言っています。

　「大人になった今でも、何かを学ぶときは、ただ見るよりも実際に

体を動かしたほうが覚えやすいと思います」[63]

　これは、言葉で指示しても、子どもがなかなか覚えてくれないと感じている教師にとって、非常に役に立つ情報です。

記　憶

　ASD のある人は言葉の記憶や視覚的記憶に特有の困難があります。[64]長期記憶は優れていても、最近の出来事に関する短期記憶の能力は低いことがあります。答えを聞いた後、再び同じ質問をするのは、こうしたことが理由です。何かの課題や作業をする際には、それに必要なすべての物を視界に入る場所に置くという方法が有効です。きちんと文章を読んで意味のとれる人には、その必要な指示を文書で提示するといいでしょう。

動　機

　ASD の子どもを指導する人が最もいらだつのは、せっかく子どものために良かれと思って準備した課題に、子どもが取り組む意欲をまったく見せないことがあることです。反対に子どもたちは、自分の決めた反復行動に対して非常に意欲的に取り組みます。ASD の子どもたちが、課題によっては取り組む意欲を示さないのはなぜでしょうか？

　一般の人の場合、その動機づけの度合いはさまざまな要素で規定されています。相手の承認や愛情、個人的利益を得たいという衝動につき動かされたり、競争に勝ちたい、成功したい、周りの人たちのようになりたいという欲求に左右されるのです。ASD のある人の動機づ

けが低いのは、おそらく、こうした衝動や欲求があまりないためでしょう。ただし、課題を完遂することや、ときに孤独な作業をひたすらくり返すことに対しては意欲があるようです。

この特性を学習の場で応用してみましょう。教室における通常の動機づけや報酬は、あまり効果がないということになります。それでもやはり、子どもの動機を高めるために、ある種の報酬を用いることは可能です。

自閉症強化子チェックリスト（Autism Reinforcer Checklist）

自閉症強化子チェックリスト（Autism Reinforcer Checklist）は、自閉症の人が楽しいと感じる活動のリストで、とても参考になります。[65]
主なカテゴリーは、以下の通りです。

- 食べ物…チョコレート、レーズン、ポテトチップス
- 社交……くすぐる、レスリング、追いかけっこ、ほめる、抱きしめる
- 物………鏡、風船、ブロック
- 活動……散歩、水遊び、ブランコ、一人で過ごす、トイレの水を流す

いずれの強化子も、課題を達成することによって獲得できます。

これらの強化子を使った経験から、いくつか注意点を追加しておきましょう。食べ物を強化子として使うことは、現場でいつでも使えるわけではないのが問題点です。子どもは、課題を行うより食べ物をつかみ取ることのほうに興味を持つかもしれませんし、こうした報酬は普通の方法ではないので、教える側が常に持ち歩いているとは限りません。

ほめる、愛情を示すといった社会的な強化子は、その子どもが許容できる範囲でなければなりません（「相互的交流の質的障害」の章を参

照)。ASDの子どもは、大げさに抱きしめられると非常に驚く可能性がありますが、穏やかにほめることは、より自然に容易に行えます。

　物を使った報酬には、ひもや鍵たばといった、自己刺激的なアイテムも含まれます。おかしな報酬だと思うかもしれませんが、それが、そのASDの子どもをやる気にさせる唯一の物であれば、使ってください。私の経験では、こうした報酬を使っても、それに強く固執することにはなりません。最近の研究により、この種の自己刺激的なアイテムを報酬として使うことが効果があるという証拠が示されています[66,67]。

　遊びを取り入れた活動を報酬にすることも、とくに授業のしめくくりに行うと効果があります。この活動にはASDのある人に、一人になる時間を与える、好きなテーマで質問をさせる、といったことなども含まれます。この場合、ASDのある人は、自分の好きなことをする機会を「報酬として得た」ことになります。アスペルガー症候群の子どもは、興味を持っている特定の分野に対しては強い意欲を示し、成果をあげている場合が多いのですが、他の分野ではあまり集中できないことが多いのです。そこで重要なのは、柔軟なカリキュラムを組み、その特別な興味を活動に取り入れることです。たとえば、国旗に興味があれば地理の授業に使ったり、時計に対する興味を利用して分数を教えたりするといいでしょう。

　ASDのある人の中で、より高い能力を持つ青年や成人でも、自分の衛生状態や家事に対する動機づけが低い場合があります。こうした無気力さは一般の若者にもよく見られますが、彼らの場合、恥をかきたくないという気持ちに「説得され」、両親を喜ばせるために(あるいは小言を言われないように)、きちんと行うことがあります。ところがASDのある若者は、誰かに説得されることは容易ではなく、自分の身なりや衛生状態が相手にどう思われるかを一般の若者ほどには気にしません。

言語的／非言語的コミュニケーション及び想像力の質的障害

拝金的といわれるかもしれませんが、動機づけに有効なものには金銭があります。たとえば、歯が磨けたら20円、部屋を片づけたら100円といった具合に使います。このお金で、子どもが強くひかれる電子回路図が載った雑誌や電車の切符などを買うことができるのです。この手法は、就労場面で高機能のASDの成人やティーンエージャーに用いられてきたトークンエコノミー（訳注5）やレポートカードシステム（訳注6）と似ています。[33]

学習環境で子どもの能力を高める

　ASDの子どもの課題に取り組む能力と学力をどのように高めるか、さまざまな研究がされてきました。その研究の大半は、重度のASDを持つ幼児に関するものでしたが、その基本原理は、年長で能力の高いASDのある人たちにも当てはまります。

　以下のガイドラインは、課題指導の際に気をつけるべき点をまとめたものです。

> 1. 子どもの注意をひくこと。
>   子どもの名前を呼ぶ、手を叩くなど、あらゆる方法を用いて、子どもの関心を指導者や課題のほうに確実に向けるようにしましょう。

訳注5：代用貨幣を使って好ましい行動を強化する手法。
訳注6：達成すべき行動上の目標を記載したカード。学校や家庭で使用され、達成できれば何らかの報酬を与えるなどする。

2. 子どもの集中力が持続する時間内に終えられる課題を選ぶこと。
   　子どもたちの注意持続時間が 1、2 秒しかない場合は、ビーズに糸を通すといった簡単な作業をさせましょう。教材を長時間見つめることはできない ASD の子どもでも、ちらっと見ただけで必要なことを把握できることがあります。

3. 答える前に考える時間を子どもに与えること。
   　ASD の子どもには、質問されるとすぐに衝動的に答える子もいます[68]。そういう場合は、2、3 秒待ってから答えるようにさせましょう。

4. 集中力を持続させること。
   　「まだ見ていなさい」と声をかけることで効果的なことがあります。必要であれば、「ありがとう」や「そうですね」といった言葉をかけて、その努力を認めましょう。ASD の子どもには[69,70]、生まれつき視線の中心ではなく、周辺で物を見る子がいます。この場合、まっすぐ見るように子どもに強要するのは賢明とはいえません。

5. 失敗しても何も言わず、ただ正しいやり方を示しましょう。
   　失敗に対して、「だめ」といった批判的な言葉を使うと、ASD のある人たちをひどく興奮させかねません。何かミスをしても、黙って正しいやり方を示しましょう。「そのやり方は違う」といった言葉をかけると、状況を悪化させ、子どもが活動を拒否するようになる可能性があります。

　ASD の子どもや大人はフラストレーションに非常に弱く、フラストレーションを持ったり失敗しそうな活動を避けたり終わらせたりするため、破壊的または反抗的な行動を起こすことがあります。活動を

簡単なものにし、批判的な言葉を避け、安心させるような言葉をかけることで、こうした行動を軽減することができます。

アスペルガー症候群のある子どもは（当然ですが、知的能力が低いASDの人にも当てはまります）、課題に失敗すると極度に興奮するおそれがあるため、普通に注意しただけでも、活動や学習課題を途中で投げ出すことがあります。アスペルガー症候群の子どもには、それでいいんだよという保証を求める気持ちが一般の子どもより強いようです。

6. 誤りをさせない学習法を心がけ、比較的簡単な課題を準備することによって達成できる確率が最大になるようにしましょう。
「一事成れば万事成る」で、成功は続けて起こるようにしましょう。できない課題ばかりやらせようとすると、破壊的な行動につながりやすいのです。[39]

7. 達成できたら、すぐに次の活動を始めましょう。
成功による内発的報酬を得て、満足感を得ているうちに、すばやく次の活動に移りましょう。

8. 一回のセッションのうちに多様な活動をしましょう。
いろいろな活動や課題を一回のセッションの中で行うことで、子どもの動機や注意力を持続させることができます。[71]

9. 気が散りやすい刺激を最小限にしましょう。
ASDの子どもは、関係のない感覚情報をふるいにかけて取り除くことがなかなかできません。無関係な音や動きによって混乱しやすいのです。静寂という「直接支援」が非常に効果的なことがあります。周囲から切り離された静かな場所で、まわりにほとん

ど人がいない時間を選ぶことで、最大の効果が得られることもあります。

10. 最初は比較的簡単な課題や活動を選びましょう。

ASDの子どもには、とくに難しく感じる課題や活動がありますが（「認知障害」の項を参照）、形や絵を一致させるなどの感覚－運動系の課題や活動には、比較的高い能力を発揮します。

11. 身体的プロンプト[訳注7]は長期間にわたって必要です。

課題を一度習得すれば、もう問題ないと思いがちです。ところが、ASDのある人の多くは、特定のスキルを習得しても、それを実行に移すことができないことがあります。それはあたかも、「考えたことを実行するために体にギアを入れること」ができないかのようです。やり方がわかっていても行動に移せない人の場合、身体的プロンプトによって行動が開始できることがあります。両手をやさしく取って最初の動きを促し、体に「ギアが入る」ようにしてあげましょう。このように、すでに習得した課題や活動でも、必要に応じて身体的プロンプトを使用しましょう。

12. 協調運動の問題について。

自閉症の子どもは、走ったり登ったりといった粗大運動スキルは優れていることがありますが、協調運動、とくに手を使う協調運動は苦手なことがあります。

協調運動の問題はアスペルガー症候群の人にも生じ、非常に不器用だったり協調運動が苦手だったりします。このような問題は、他人の動きを真似るときやバランスをとることが必要な運動の際

訳注7：指導者が子どもの体の一部に手をそえて、今やるべき行動をわかりやすく伝えること。

> に目立ちます。[73] このような問題が授業や体育の時間に明らかになった場合、作業療法士や理学療法士に相談し、治療プログラムを作成してもらうといいでしょう。

治療によって、協調運動の問題や不器用さが軽減されることもあります。ただ、極端に協調運動が苦手な場合は、サッカーやクリケットといったスポーツは避けて、ダーツやボウリングなど正確さが重要なスポーツをするほうが向いているかもしれません。

まとめ

ASD のある人の理解力や課題を行う能力を正しく評価しなければ、本人もあなたもいらいらすることになります。ASD のある人はこうしたいらだちを、問題行動で表現する場合があります。ASD のコミュニケーションと認知能力の特性を理解することによって、問題行動の強度や頻度を改善することができます。

本章で覚えておくべき主な点は、以下の通りです。

言語の理解

1. 子どもの発話の平均的な長さに合わせて、指示や説明をする。
2. 動機づけを高めるために、日常生活スキルを教えることとコミュニケーションの練習を関連づける。
3. 一般の子どもが物語や音楽を聞くのと同じように、ASD のある子どもも、ただあなたの話を聞いているだけでいい時間を設定する。
4. 「目が飛び出すまで泣く」といった言葉を、文字通りに解釈して混乱する可能性を認識する。

言語による表現

1. 反響言語は、やめさせようとしなくてよい。
2. 課題を行うことが難しいときには、手助けを求める方法を教えておく必要がある。

非言語的コミュニケーション

1. ASDの子どもは、手話や記号、絵、パソコンのキーボードを使ったコミュニケーションにうまく反応することがある。すべてに効果のある方法はないが、選択肢の一つとして試してみてもよい。
2. 問題行動が「そんなことしたくない」「手を貸して」といったメッセージを表していることがある。同じメッセージを伝える別のコミュニケーション手段を教えるとよい。

認知的な問題

刺激の過剰選択性

1. 子どもが、課題内容の重要な部分に注目できるようにする。
2. 要点から注意がそれたり枝葉末節に気をとられたりしないように、個々の教材は単純にする。そしてさまざまな教材を準備して、類似の課題をくり返す。

複数の感覚領域（クロス・モダリティ）

1. 特定の感覚だけでも達成可能な形合わせのような課題を使うことで、達成する可能性が高まる。

順序づけ（シークエンシング）

1. 次にすべきことが何かを、その場で思い出させる。
2. 物事の順序を伝えるのに絵を使うことも試してみる。

想像力
1. 状況によっては、想像力が必要で高度な表象能力が必要な玩具ではなく、実物を使って教える。

般　化
1. ASDの子どもは、学習したことを別の状況に応用できない場合が多い。
2. ケアをするすべての人たちの間で密に情報交換を行う。

知覚の異常
1. 特徴的な部分を単純かつ明確に際立たせる。
2. 活動／課題の内容を細かく課題分析[訳注8]する。

模　倣
1. 子どもの行動を模倣することで、子どもが指導者に注目し、さまざまな遊び方に関心を持つようになる。

運動感覚の手がかり
1. 課題を行うときに、「手に手を添えて」子どもの手足を動かしてやることで、身体の動かし方を練習する。

記　憶
1. 作業に関するすべての物を視界に入る場所に置く。
2. 字が読める人の場合、何が必要かの教示を書いておくと役立つ。

訳注8：課題分析とは、一連の動作や複雑な行動を教えるときに、より細かい単位に分類して、子どもが課題に取り組みやすくするための工夫。

動機づけ
1. ASDのある人が楽しいと感じる課題／活動のリストを作成する。
2. 自己刺激的なアイテムやこだわり行動を反復することが、報酬として効果的なこともある。
3. より高い能力を持つASDのある人たちは、トークンエコノミーやレポートカードシステムに反応する可能性がある。

学習場面で効果的に能力を発揮するために
1. まず、子どもの注意をひく。
2. 子どもの集中力が持続する時間内に終えられる課題を選ぶ。
3. 答える前に考える時間を子どもに与える。
4. 「こちらを見て」などと適宜声をかけ、注意を持続させる。
5. 失敗しても何も言わず、ただ正しいやり方を示す。
6. 課題は比較的簡単に達成できるものにする。
7. 成功したら、速やかに次の課題を提示する。
8. 一日の授業時間に多様な練習を行う。
9. 音や動きなどで、子どもの気が散らないようにする。
10. ASDの子どもには、とくに感覚や運動に関する課題の場合、最初は比較的簡単な課題を準備する。
11. 必要に応じて、身体プロンプトを用いて課題を始めるきっかけを作る。
12. 協調運動の問題を改善するための治療プログラムが必要になる場合がある。

著しく限定された行動と興味の範囲

　ASDのこの特徴は、研究対象としては軽視されてきましたが、親たちの生活を耐えがたいものにすることもあります。この診断基準には次の三つの特徴が関連していると思われます。[74]

1. 単純な反復行動をする
2. 手のこんだ決まりを作る
3. 狭い範囲の興味に没頭する

単純な反復行動

　ASDのある子どもまたは重度の知的障害のある人たちに最も顕著に見られる特徴の一つは、体を揺らす、物をくるくる回す、手や指を鳴らすといった、自己刺激的な反復行動に没頭することです。これらの行動には、感覚刺激を与えること以外に建設的な役割などないように見えます。この行動によって子どもは「催眠術にかかった」ようになり、大人がやめさせなければ、一日中没頭してしまうかもしれません。
　こうした行動は、彼らが本来持っている感覚刺激への反応のあり方

によって維持されているようです。つまり、子どもは感覚刺激を楽しんでいるのです。しかし、こういった行動はいらだちやストレス、不安の高まりが原因で起こっていることもあります。ASDのある人が途方にくれているときや過大な要求に悩んでいるとき、気が散っているとき、あるいは疲れているときに反復行動の度合いが増します。反対に、うまくいっているときや穏やかで落ちついた状態のときは、反復行動は減少します。

　私はときどき、この反復的な遊びの頻度を、ASDのある人が感じているストレス量を示す「バロメーター」にすることがあります。つまり、こうした行為には二つの働きがあるようです。一つ目は、それ自体を楽しんでいる、そして二つ目は、ストレスや不安に対する反応です。

　では、これほど頻繁に生じる行動を、どうすればやめてもらえるでしょうか？

　これまで数多くの技法が効果を示してきました。「楽しい」感覚をもたらすこれらの反復行動に代わる、より好ましい感覚的楽しみを考えてみましょう。たとえば体を揺らす代わりに、ブランコやトランポリンを勧めるのです。[75]

　実際、さまざまな感覚体験を促すだけで、反復行動に没頭したいという欲求が低下するようです。[76]

　単純ですが、効果的な方法は、簡単な家事や大人との交流といった他の活動に当人の気持ちをそらすことです。活動センターに通うある自閉症の若い男性は、木にかんなをかけるべきところで体を前後に揺らす傾向があり、それが問題になりました。この背の高い男性があまりにも恍惚とした表情で体を揺らしていたため、スタッフリーダーの女性がその光景に恐怖を感じ、その行動をとめなかったのです。そこで私は彼女に、恍惚状態を絶つには、きっぱりとした口調で「アラン、体を揺らすのをやめなさい」と言った後、「木を削りなさい」と代わ

りの行動を指示するだけでいいのだと説明しました。やめるよう指示した後、代わりの行動をさせるこのやり方は、かなり効果があるはずです。

　反復的な行動をせずに一定の時間を過ごせたら紙に印をつけるという方法を用い、比較的高い能力を持つASDの子どもたちに反復行動の頻度を減らすように促す研究が最近報告されました。この印は後でいろいろなごほうびと交換することができるのです。[77]

　「自由な遊び」といった形で、ASDのある人がじゃまされずに反復行動に没頭できるような時間を持つのは大切なことだと私は思います。しかし、自分の自由になる時間まで待つべきであるとか、食事の席では好ましくないが、寝室や庭といった別の場所や、与えられた課題をやり終えたときなら許されるということを、教えたほうがいいでしょう。

　好きなだけ反復行動ができるのはいつで、どのくらいの時間なのかの妥協点を決めておくという手法によって、反復行動をしたいという衝動を実際に軽減することができます。ASDのある人にしてみれば、葉っぱをいじったりトイレ用のブラシを探したりできるのが次はいつなのかわからなければ、チャンスがあれば、すかさず思いをとげようとするでしょうし、その目的が達成されるまでは他のことは何も考えられなくなるかもしれません。

　気をそらせて建設的な活動をさせると同時に、いつまで待てばいいか教え、後でその行動にアクセスできることを約束する。「アクセスの制御」というこの技法によって、子どもの欲求を軽減させることができます。その行動にアクセスするまでの時間は個人によって異なりますが、次第に間隔があき、一日にほんの数回になるでしょう。

　苦手な場面に遭遇してASDのある人が反復行動を始めたときに、留意すべき点があります。たとえば、ASDのある人が成功をおさめたり、求められていることを達成したときには、反復行動の度合いは

弱まります。つまり、認知障害と非言語的コミュニケーションの項で前述した原理を応用すればいいのです。[78,79]

また、壁にほとんど飾りがなく、慣れた人がいるような気を散らす感覚刺激が少ない状況では、反復行動は減ります。[78,80]こうした点から、外部から受ける悪影響を最小限に抑えるため、ASDのある人の物理的・社会的環境を慎重に検討することが大切なのです。

手のこんだ決まりを作る

ASDのある人は、日常生活がスケジュール化され、予測可能であることを好みます。日々の決まりや儀式を決めるのも、人生を予測可能なものにするためのようです。しかし、これらの決まりをじゃまされると、彼らは極度に感情的な反応を示します。その激しさから、かんしゃくを起こしていると誤解されるかもしれませんが、むしろパニック発作に近いものです。[訳注9]

ASDのある人にとって、変化は人生のスパイスではありません。日常生活の中で同じパターンを維持できることが何より幸せなのです。混沌や不確実な状態には耐えられません。ただ興味深い点が一つあります。日常生活で定まっている行動や決まり事の中で、いすの位置を変える、別のルートで通学するといった細部の変更には激しく反応するのに、引っ越しや車を買い替えることは許容したりします。

一連の出来事が同じパターンで何度か起こると、ASDのある人は次からも同じようにくり返されると考えます。そしてときが経つにつれ、決まりとする行動の数が徐々に増えていく傾向があります。たと

訳注9：パニック発作とは不安性障害の症状の一つで、本人の意思ではコントロールできず生物学的要因によることがわかっている。

えば、ベッドに入る前に特定の一つの家具に触らなければならないと決めると、次からはその家具が二つになり三つになり、ときには一連の行動をさらに一巡、二巡とくり返し、結局、単純な作業に長い時間がかかるようになります。

　なぜこうした日々の決まりが生じて、それに費やす時間が徐々に増えていくのでしょう？

　もしかしたら、人生を予測可能なものにするための行為かもしれません。つまり新奇なもの、混沌、不確実性といった状況そのものが、次に生じるかもしれないことが耐えがたいものかもしれないと感じてしまうために、その状況に秩序をつけるために行っているのです。

　ジェリーという自閉症の男性は、子どものころのことについて、「変わらないものなど一つもないように思え、何もかも奇妙で予測不能だった」と言っています。[81] ASD のある人は、新規の刺激になかなか慣れないことや、新しい情報を処理する能力に限界があることに自ら気づいているという仮説を裏づける研究論文もあります。[82,83] ASD のある人に「心の理論」を当てはめて考えてみましょう。相手が何を考えているか判断できない場合、相手の行動も予測できないことになります。同じ決まりにこだわるのは新しい状況、つまり予測できない状況、とりわけ対人場面で予測できない状況を回避するためなのでしょう。

　ASD のある人が変化に耐えられず日常生活が儀式によって占められていくと、その人と一緒に生活するのが難しくなってきます。たとえば、ある青年は自分一人で服を着ることはできますが、一着身につけるたびに脱いだり着たりを何度もくり返し、ベッドの上に立って天井を触らなければならないため、着替えに 1 時間かかります。この決まりをじゃまされると、彼はひどく動揺します。

　こうした儀式は学習された行動であるという見方もできます。前に「般化」の項でも触れたように、ASD のある人は新しい環境では同じ行動を再現しない傾向があります。ASD のある人は周囲の何かを「手

がかり」に、日々の決まりを「始動」させるようです。もしこの「手がかり」がなくなれば、その行動は防げるかもしれません。私たちはこの仮説を適用してみました。その青年に朝、浴室で着替えてもらうことにし、この新たな環境で５分以内で着替え、何も儀式を始めないうちに階下に行って朝食を食べるよう強く促しました。

　上述の例は、その行動に関連する環境を変えることによって、行動を変化させるというものでしたが、儀式的行動を誘発する最初のきっかけを防ぐという方法もあります。学校から帰ってきて家に入るとき、一連の決めごとをかたくなに守っている男の子がいました。この男児の場合、表玄関のドアを通ることがすべての決めごとのきっかけになっていることがわかりました。そこで裏口から帰るようにすると、問題は解決しました。決めごとを始めるきっかけがなくなってしまったので、決めごとに執着することもなくなったのです。

　残念なことに、どの程度の行動なら許容されるのか、あなたとの「意地の張り合い」になることもあります。ASDのある人は自分の決めごとに限度を設定しなければなりませんし、その限度は一貫して適用しなければなりません。手のこんだ決まりをまだ作り上げていない若年者の場合は、変化を受け入れやすくするために、日常生活にある程度の変化を意図的に盛りこんでやる方法が確かな効果があります。

狭い範囲の興味に没頭する

　ASDのある年少の子どもは、感覚刺激や欲求を満たす活動に夢中になるようです。目の前で指をヒラヒラさせる、砂をふるいにかける、物をクルクル回したりトントンたたいたりする、食べ物を手当たり次第に食べてしまう、水や蛇口を見つけるたびに飲んでしまうといったことがそうです。重度の知的障害のある人はこの段階にとどまること

もありますが、より能力の高い子どもでは、知的能力の発達に伴い、さらに複雑な興味を抱くようになります。

　次の段階に入ると、特定の物や同じ種類の物に対する強い「愛着」を示すようになります。気に入った物はあらゆる機会に手に入れようとしますし、手に入れるといつも身近にないと気がすみません。ほしがる物は鍵のようなごく普通の物もあれば、浴槽の栓やプラスチックのバケツといった風変わりな物のこともあります。ASDのある人は、こうした物が目に入るとどうしても手に入れたいと考え、それを取り上げられると非常に苦痛を感じます。両親よりも物に対する愛着のほうが強く見えることさえあります。このような特定の物への愛着は数ヶ月で終わることもあれば、数年続くこともあります。ただ、それで終わるのではなく、時計や掃除機といったものに対象が変わるにすぎません。同じ種類の物がいくつかそろったときは、同じ物を同じ向きにきちんと並べます。おもちゃの車がそうして整然と並ぶさまは交通渋滞のようです。

　言語能力が発達し特定のテーマに魅惑される子どもたちは第三段階に入ります。物を収集する代わりに、乗り物や天文学、電子工学などの情報を収集するようになります。アスペルガー症候群のある八歳の少年の場合、プロサッカーリーグに夢中になり、驚くべき量の情報を覚えました。チームや選手一人ひとりが決めたゴールの数、過去五年間の試合結果、リーグ内での順位を記憶し、試合解説の一節を再現することができたのです。ところが実際に学校でサッカーをさせると、グランドでじっとしたまま、ひたすら試合の実況をしていました。実際にサッカーをすることや相手のチームと勝ち負けを競うことには、まったく興味を示さなかったのです。

　よくこうした興味の対象になるのが、電子回路図や国旗、ビルの図

面にあるような直線や左右対称の線、バスの時刻表や数学の演算などに見られる秩序です。直線や秩序に魅了される実例がある自閉症のティーンエージャーとの対話で示されました。彼女は言語によるコミュニケーションはできませんが、キーボードをタイプすることでコミュニケーションすることができました。子どものころ、何か特別な興味を持っていなかったか聞いたところ、「電柱」とタイプしました。なぜ電柱がよかったのかたずねると、「完全に素晴らしく左右対称」という答えが返ってきました。この言葉は実に示唆的です。というのも、自閉症の子どもの多くは能力の程度に関係なく対称美に強くひかれるようなのです。すべてのドアや引き出しがちゃんと開いているか、あるいは閉まっているかのどちらかでないと気がすまず、確認する子どもが多いのは、おそらくそれが理由でしょう。

　特別な興味は現れては消えて、数ヶ月から数十年続きますが、興味の対象がいつ変わるのか、何に変わるのかを予測するのは不可能です。興味のあることは感嘆すべきレベルに達することがありますが、ほめられることには無頓着なようです。

　第四段階の兆しは思春期あるいはそれ以降に現れ、このとき ASD のある人たちは、テレビの中のキャラクターなど、自分の知っている架空の人物に強くひかれるようになります。その人物にあこがれ、あらゆることを知りたがり、心酔しすぎるために、親は不安になります。これは社会的慣習の認識が欠けていると考えるからなのです。やがて前述の特別な興味と同様に、この熱もすっかり冷めます。そうして最終的には別の人物に関心が変わるのです。

　こうした興味の内容は、明確な理由もなく変わるようですが、常に興味の対象は変わっていきます。特別な興味をなくす方法を支援プログラムに導入することについてアドバイスを求められたときに、私が常に懸念するのは、子どもにとって魅力があまりに強いため、一般的

な報酬や、特別な興味をなくすためのプログラムに抵抗を示すのではないかということです。しかも、代わりの興味の対象を子どもが決めることを続けるならば、問題はさらに大きくなるかもしれません。

　ASDのある人の日常での娯楽のレパートリーや程度は、他の人たちが味わっているようには多様ではないかもしれません。けれども特別な興味は、彼らにとって数少ない楽しみの一つなので貴重です。いつどこであればそれをやっていいのかの妥協点を示すというアプローチのほうがうまくいくかもしれません。中には、建設的な方向に利用できる興味もあります。たとえば靴の匂いを嗅ぐことへの興味を、靴を磨くことに、機械に対する興味を、庭師と一緒に芝刈りの仕事をすることに切り替えることができます。国旗に興味がある場合、教師はその興味をいかしてブロックを数える代わりに旗を数えさせることで算数を教えることができます。特別な興味の対処法は、その興味を建設的に適用する方法を考え、周りの人たちに迷惑をかけないときを選んで、その興味に好きなだけ没頭できるプライベートな時間を保証することかもしれません。

　重度の知的障害のある人たちのこだわりや反復行動には、危険なものや社会的に受け入れられないものもあります。そのような場合は、その行動を軽減するプログラムを考案しなければなりません。プログラムには以下のような要素を取り入れる必要があります。

- こだわりから気をそらす手段として他の活動を促す。
- その行動を、より受け入れられやすい形に変えていく。たとえば、ほかの子どもたちの髪を触る代わりに人形の髪をいじるなど。
- こだわり行動が現れたときに、やめてもらうための手段を考えておくことが必要な場合がある。

また、ストレスを感じると反復行動が多くなることを知っておくことが大切です。ストレスの原因としては、日課や生活様式、予定などの変更、騒音、混沌、社会的活動などが考えられます。反復行動は、一日の終わりの疲れているときや、退屈しているときに起こりやすいということも知っておきましょう。

　ストレスの原因になる避けがたい事態に遭遇したときに対処する方法をプログラムに組みこむと効果があがります。たとえば、いらいらしたときや負担が大きい活動のときに逃げこめる、一人になれる場所を作っておく、別の言い方をすれば、焦燥感を「燃え尽きさせる」場所を準備しておくことです。このアプローチの詳細については、後述します。

まとめ

　ASDのある人たちの行動や興味の範囲が著しく限定されていることはよく知られていますが、その原因や対処法については、ASDで最もわかっていない領域の一つです。次に記したのは、客観的研究ではなく、主として私の臨床経験に基づいた対処法の提案です。

単純な反復行動
1. 代わりの刺激となる、より好ましい方法を見つけ出す。たとえばトランポリンを使う、さまざまな感覚体験をさせるなど。
2. 他の行動をさせることによって、本人の気をそらす。
3. 特定の行動について、いつどこで許容されるのかの妥協点を決める。
4. 好きなだけ反復行動ができることを報酬として設定する。これは何に対してもほとんど意欲を示さない子どもの場合はとくに

有用である。
5. うまくいっているときや気にさわる感覚刺激のレベルが低い場合、反復行動は少なくなる。

手のこんだ決まりを作る
1. 決めごとが始まる「きっかけ」をつきとめ、可能であれば、その「きっかけ」から離す。
2. 寝室を変えるなど環境を変化させることによって、決めごとをやめられる場合がある。
3. 決めごとに固執する子どもに、それをやめさせる場合、意地の張り合いのようになることもある。一貫した対応をすることが大切である。
4. 子どもが幼い場合、生活の中の変化を少しずつ受け入れられるように指導する。

狭い範囲の興味
1. いつどこで興味のあることをするかについて、妥協が必要なこともある。
2. 子どもの興味を建設的に活用することを考える。
3. 問題を軽減するために、注意をそらす、もとの興味と類似しているが許容しうる行動を促す、ストレスや疲労、退屈さに対処する方略をプログラムに導入する。

感覚刺激に対する異常な感じ方

　これまでの項では、ASDの子どもの行動が、他の子どもたちの行動と質的に異なる理由を説明する手段として、現行の診断基準を使ってきました。しかし、ASDに関する理解が深まるにつれて診断基準も変わり、とくに音や感触といった知覚経験に対するASDのある人の過敏な反応を説明する新たな診断基準が必要であると提言されています。

　エドワード・オーニッツは、感覚調節の障害、つまり感覚刺激に対する鈍感性と敏感性に言及し、コールマンとギルバーグは、異常な感覚反応、とくに聴覚刺激に対する反応について記載しています。[84,85]この診断基準の細部はまだ決まっていませんが、目や耳、皮膚への感覚刺激に対する異常な反応は、三歳未満の自閉症の子どもと、アスペルガー症候群のある子どもと成人に顕著に見られます。[86,87]

　この異常は、一つまたは複数の感覚領域で認められます。異常のある感覚領域では、感覚刺激は通常よりはるかに強烈にまたは微弱に知覚されます。残念なことに、このASDの注目すべき領域に関する研究はほとんどされてこなかったうえ、理論モデルもごくわずかしか提唱されていません。[88]それでも、この現象はASDのある成人や子どもたちによって明確に描写されています。彼ら自身が世界をどのよう

に知覚しているかを説明しているのです。

音の感じ方

　ある特定の音が、ASDの子どもをひどく不安定にさせる場合があります。ASDのある子どもが手で両耳をしっかりふさぐ光景もよく見られます。おそらく、その音を閉め出すか、音量を下げようとしているのでしょう。以下の文章はASDのある人たち自身が書いたもので、子どものころに感じていたことを説明したものです。

　「掃除機の音や、ミキサーやジューサーの音がとてもこわかった。実際より五倍くらい大きな音に聞こえたのです」
　「バスのエンジンがかかるときは雷の一撃のような音がしました。エンジンがかかると、そのブルブルうなるような音は通常より四倍も大きく聞こえて、旅行中はほとんどずっと手で耳をふさいでいました」
　「私の耳がするもう一つのいたずらは、周囲の音量を変えることでした。他の子どもに声をかけられても、その声がほとんど聞こえないときもあれば、銃声のように聞こえるときもありました」（ダレン[89]）
　「文の最後に大文字のIを打っているとき、犬がガリガリひっかき、首輪をじゃらじゃら鳴らしたため、それが耳にガンガン響いてつらかった」（ルーシー〔私信〕）
　「僕は空想の世界に住んでいて、恐怖が僕の周りをぐるぐる回っていました。人の気持ちや周囲の人のことをかまってなどいられませんでした。何もかもが恐ろしく、水泳と大きな音にはこわくてしようがなかったです」（トニー[90]）
　「ASDの子どもにはどう聞こえているかですって？　ちゃんと聞こえてわかるときもあれば、音や話し声が、突進してくる貨物列車のよ

うな耐えがたい騒音になって、僕の脳に届くときもありました。騒音と人ごみの喧噪が僕の五感をかき乱しました」

テンプル・グランディンはその自伝の中で、音に対する自分の感覚に触れています[91]。

「コインやふたが回転する動きに夢中になっているときは、ほかには何も見えず、何も聞こえませんでした。周りの人たちも目に入りません。どんな音がしても見つめ続け、耳が聞こえない人になったかのようでした。突然大きな音がしても、驚いて我に返るということはありませんでした。けれども他の人と一緒にいるときは、音に対して非常に敏感でした」

音に対する過敏性について、ジェリーも記載しています。

「ジェリーによると、子どものころの体験は混乱と恐怖でしめられていました。生活のすべてが、この二つで要約できるほどでした。ジェリーの思い出でくり返し現れる主題は、恐怖の中で暮らすことでした。克服しがたいつらい刺激をもたらす恐ろしい世界で暮らすことでした。騒音はたえがたいほど耳をつんざき、匂いは強烈でした。不変なものは何ひとつなく、すべてが予測不能で新奇なものでした[81]」

特定の音に対する敏感性については、ASDのある人たち自身が説明した文献でも紹介されています[92]。

臨床現場で観察していると、ASDの子どもが犬の鳴き声といった予測不能な突然の音や、ある種の電気機器の特有な音、風で葉がこすれる音、とくに人が集まるにぎやかな場所での話し声に極度にいらいらしやすいことがわかります。

ASDの子どもや成人の多くは、車のエンジンがかかる音や電話の鳴る音、子どもの叫び声といった予測できない音をこわがります。常に犬をこわがっていたASDのある女性は、その理由を、犬がいつ吠えるかまったくわからないからだと説明しました。父親に拒絶反応を

示し、そばに来るだけでパニックを起こす子どもについて相談がありました。よくよく観察したところ、父親の咳の音がつらくて耐えられないことがわかりました。不幸なことに父親は肺を病み、しょっちゅう咳をしていたのです。

　また、授業にきちんと参加しているASDのある少女が、とくに理由もなく非常にいらつくことがありました。よく見てみると、彼女がいらつくのは決まって他の子どもたちが立ち上がっていすを動かしたときだとわかりました。いすが床をこする音が耐えられなかったのです。

　ほかに、掃除機などの電気機器や、ナイフやフォークのぶつかる音にパニック反応を起こす子どももいます。知的障害のある人のための病院に入院している、ASDのある若い男性が、食事をとりたがらずに急激にやせてしまったため、相談がありました。私は食事のときの彼の様子を見ながら、とくにテーブルに置かれている食器の音の大きさをチェックしました。そして全員が食べ終えても、その場に残るように彼に頼みました。大きな食堂からみんなが出て行き、がらんとした静かな部屋になりました。そこで、先ほどまで拒んでいた昼食をもう一度出したところ、彼は見るからにリラックスし、おかわりまでして平らげました。

　浜に打ち寄せる波音や木々の葉ずれの音、屋根にあたる雨音といった自然の音を聞いて苦痛を感じるASDの子どももいます。それはたとえて言えば、黒板を爪でひっかく音を聞いて多くの人が不快に感じるのと同じように、彼らにとっては自然な現象なのでしょう。もしかするとASDのある人には、日常的な音はどれも、黒板を爪でひっかくような音に聞こえているのかもしれません。ですから、その音のとめ方がわからないときや、誰もそれを耐えられない音だとは思ってくれないとき、彼らがとくに苦痛を感じるのも無理はありません。

これまで述べたようなテンプル・グランディンらの発言からわかるのは、ASDの子どもたちは他人の話し声の大きさの感じ方が通常とは異なることがありうることです。話しかけられても気づいてないと思われて難聴を疑われることが、自閉症の初期のサインの一つであることはよく知られています。その反面、自分や他人の話し声の大きさに過敏な子どももいるようです。興味深いのは、普段はささやき声でしか話さない自閉症の子どもが、頼まれれば通常の大きさの声で話すことができるという点です。

　もう一つ興味深い現象は、それほど多くはないのですが、一部のASDのある人たちに見られる不自然な話し方です。ある男性がとても甲高い声で話すので、その理由を聞いたところ、「自分のもとの声が好きじゃないから」という答えが返ってきました。ところが彼は、自分の甲高い裏声には違和感を感じていなかったのです。

強烈に知覚されている音を特定する

　ある音に反応して手で耳をふさいでいる子どもが、その音を聞きたくないと思っているのは明らかです。耳をふさいでいない場合でも、子どもがいらついている場合には、その前に何か音がしていなかったかどうか、注意深く観察する必要があります。学校の塀を乗り越えて逃げ出す子どもがいますが、校庭の騒音やざわついた雰囲気から逃れたいのかもしれません。誰もいない静かな校庭なら逃げ出さないのなら、他の子どもたちの発する音が原因かもしれません。静かな環境とざわざわした環境で子どもの行動を比較し、両者に明らかな違いがあるかどうか検討することで解決につながる場合があります。

　ASDの子どもが断続的に叫んだり鼻歌を歌ったりするのは、その音を楽しんでいるだけでなく、自分が不快に感じる音を聞こえなくし

たいからではないかと思うことがあります。

触　覚

　ASDの子どもの中には、軽く触れられることや、特定の触感が我慢できない子もいます。この反応を「触覚防衛」と言います。
　触れられたときの自分の反応を、テンプル・グランディンは次のように表現しています。
　「ハグされそうになったら、私は体を引き離しました。誰かに触れられると、その刺激がうねりとなって全身にひろがり、困惑してしまうからです。たいていの人は気づきもしないかゆみや擦れる感触が、私には拷問でした。チクチクするペチコートを着ると、むき出しの肌をサンドペーパーで削られているように感じました。洗髪もいやでしかたありませんでした。母に髪を洗ってもらうと、頭が痛くなりました」[93]
　「日曜日に教会に行くのが苦痛でした。日曜日に着るペチコートや服がチクチクしたからです。よそ行きの服は普段着とは感触が違いました。たいていの人たちは新しい服にすぐに順応しますが、私の場合、なじむのに三日、四日かかります。服を少し変えるだけで、教会での問題行動の多くは回避できたはずです。新しいタイプの下着に変えるときは今でも苦労します」
　「寒い日でも短パンをはくのは、夏の間、ずっとむき出しにしていた脚に長ズボンがあたる感触が我慢できなかったからです」[94]

　服を着たがらなかったり、特定の服しか着ないことで目立ってしまうASDの子どももいます。子どもが二歳未満であれば、こうした行動も許されますが、それ以上の年齢になると問題です。とくに大人が

見ていない隙に服を脱ぐことを覚えてしまうと、ギネスブックに推奨したくなるほどすばやく脱いでしまうこともあります。

　木のベンチや砂地や芝生などの特定の場所に座ると奇声をあげるASDの子どももいます。そういう子どもは、くすぐられると異常なほどはしゃぐのに、寝るときにやさしく腕をなでられるのをいやがったりします。軽く触れられることは非常にいやがっても、荒っぽい遊びやきつく抱きしめられることは平気だったり、むしろ喜んだりすることもあります。

　テンプル・グランディンは、フォームラバー（多孔性ゴム）を使って体の広範囲に「強い圧力刺激」を与える「締めつけ機」を自分用に作りました。ASDの子どもが、ソファのクッションやマットレスの下にもぐりこむのが好きなのも、寝るときに毛布をしっかり巻きつけるのも、同じ理由で説明がつきます。

　触覚の過敏性は目につきやすいので、過敏性があれば、質感の異なるさまざまな物でやさしくなでてあげたり、避けている触覚刺激に触れてみるように促すことによって、少しずつ慣らしていくことができます。強めの圧迫刺激によって気持ちが落ちつくこともあります。たとえば子どもをマットでぐるぐる巻きにしてあげて、圧迫してみるのです。ASDの子どもが混乱したときに、羽毛布団やキルトがいかに鎮静効果があるかについてシーラ・ラムが書いています[95]。

　もちろん、このような手法は子どもに落ちついてもらうためにだけ使います。罰とか自分が何か用事があって外出するときに拘束するために使ってはいけません。

　「触覚防衛」のある子どもが、特定の食べ物の食感に耐えられないこともあります。これは、子どもが発達の過程で一時的に野菜を咀嚼（そしゃく）したり食べるのを頑固にいやがるのとは本質が違います。特定の食べ物に対して、本来の医学用語でいう不安発作をきたしているような場

合のことで、顔面蒼白になり、心拍数が上がり、必死になってその食べ物を拒絶します。

　このような特定の食感の食物を拒否することとASDの子どもの新奇なものを避ける傾向と混同しやすいことや、親は子どもの健康のために好き嫌いなくいろいろな食べ物を食べさせようとすることが問題になります。やがて利害の対立が起こります。子どもはいやな感触があると予測できるものは避けたい、親はいろいろな物を食べさせたいという予測性と多様性の対立です。子どもにすれば、口腔内に独特のひどく不快な感覚がひろがることほど恐ろしいことはないのです。この対立は親子の両方にとってフラストレーションになります。

　特定の食べ物の食感への嫌悪感にどう対処するかは非常に難しい問題です。いやがっている物を子どもに強制的に食べさせるという対決型アプローチは避けるべきです。むしろ穏やかに促すほうが効果的です。たとえば、いやがる食材を細かく砕いてわからないようにして普段食べるものに混ぜて、子どもがリラックスしているときや、よそに気をとられているすきに食べさせるといった方法です。

視　覚

　視覚刺激に対して異常な反応を示すASDの子どもがいますが、これに気づくのは簡単ではありません。物や景色がどう見えていたか、ダレンは次のように説明しています。

　「私は小さい店が嫌いでした。なぜなら私の目は、物を実際より小さく見せてしまうことがよくあったからです」

　「クリスマスに新しい自転車を買ってもらったことがあります。黄色い自転車でした。でも、私は見ようとさえしなかったのです。黄色に赤が加わってオレンジに見え、しかも上のほうに立ち昇って自転車

が炎の中にあるように見えたのです」

「青もはっきりとは見えませんでした。明るすぎて、氷のように見えました」[89]

私の知人のある青年は、視覚的情報への感じ方について聞かれ、こう答えました。「色を見るのがこわい。全部の色がいっしょに目に飛びこんできて、目がくらむ。まるで、両目に自分の指をつっこんで、頭がおかしくなるみたいな状態」。また、ネオンや変化するイルミネーションの色などの特定の光を見ると、目が「痛い」という人もいます。

ローラースケート場に行くと物が歪んで見えるという子どもがいました。コンクリートのリンクに近づくと立ち止まり、まるで水に触れるようなしぐさでリンクに触ろうとしました。視覚の歪みについてはダレンも述べています。彼はブリストル動物園に行ったときの話に触れ、「その日、私の視覚は何度も歪み、一メートル先も見えないこともありました」と書いています。[89]

物が見えているのに何を見ているのかわかっていないように振る舞う興味深い性癖のあるASDの子もいれば、目の前に食べ物があるのに、その匂いを嗅ぐことで認識するような子もいます。子どもの行動を見ている人には、子どもと同じようには物事や状況が見えているわけではないので、こういった現象を子どもの行動から推察するしかありません。

視覚刺激を歪んで知覚しているという疑いがあれば、こわがるのは当然なので、子どもに大丈夫だからと安心させて、恐怖や不安発作に対処できるように手伝いましょう。

匂いや痛み、熱の感じ方

ジェリーの子どものころの思い出で、匂いの記憶がとても鮮明だと

語っています。[81]物や人の匂いを嗅ぐことに夢中になるのも、ASDのある人に共通する特徴の一つですが、彼らがとても不快に思う匂いもあるようです。いきなり混乱した行動をとる子どもを見たときは、香水や消毒剤など周囲の匂う物をもれなく記録することがあります。その特定の匂いがすると同様の行動が再発するかどうか、後で確認するのです。

とげが刺さったり、非常に熱い飲み物を飲んでも平気で痛がる様子がないなど、痛みに対する変わった反応もよく見られます。これはASDの数少ない得な点の一つのように見えるかもしれませんが、痛みの生じる行為を避けることを覚えないため、アザができたり切り傷などのけがをしやすいのです。それを見た人は、児童虐待を疑ったり、親がちゃんと子どもの面倒を見ていないと思うかもしれません。

痛みに鈍感なために、殴打のような体罰は問題になります。ASDの子どもは叩かれるような罰を受けても何も感じないことがあります。その子どもが罰だということを感じさせるために、両親は何度も力を入れて叩かなければならないことになります。自閉症というより、どの子どもの場合も、このような罰し方は避けるべきです。ケガをおわせたり、児童虐待を疑われかねないので、体罰にはきわめて慎重な態度であるべきです。また、いらいらしたときや、相手の行為をやめさせたいとき、他人に対して同じように叩いてもいいと、子どもに教えることになるかもしれません。何よりも、残酷なことをしてしまったという罪悪感が、両親の心から消えないでしょう。

最後に、体内に一般と異なるサーモスタット（温度自動調節器）を持っているようなASDの子どもについて説明します。凍えるような冬の日に、温かい服を着たがらずに外に出ようとしたり、暑い夏の日に、服を何枚も重ね着したりします。反対に、わずかな気温の変動に非常に敏感な子どももいます。誰もがとても心地よいと感じているときでも、はっきりした理由もなく、とても暑く感じたり寒く感じたり

するようです。

　子どもが凍傷になったり、暑さで倒れたり、病気になる心配がないのであれば、単に少し変わった癖としてとらえ、暑さや寒さの理由もいずれわかるだろうと考えて許容するのが一番いいかもしれません。

恐怖や不安反応の対処

　どんな音や物、状況、素材、匂いを耐えがたく感じるのかつきとめた後、子どもの恐怖心や不安発作にどのように対処すればいいでしょうか？

　まずは子どもを安心させなければなりません。批判したり脅したりするのは論外で、子どもが落ちつけるようにしてやるのです。子どもを落ちつかせる方法の一つは、不安反応を引き起こす刺激を避け、子どもを不安にさせる状況や場所から離すことです。それから、簡単な家事をさせるなどして、気分転換をさせましょう。

　また、ブランコやトランポリンといった活発な運動や散歩をさせ、緊張感を「発散させる」アプローチもあります。気持ちが落ちつけば、前の環境に戻していいのです。「キレれば」したくないことをしなくていいのだということを覚えさせてはいけません。落ちついたら、もとの活動をさせることを忘れないでください。

　特定の音に対する過敏性が問題なのであれば、耳栓や、騒々しい機械の近くで使用される業務用ヘッドフォン、好みの音楽を聴くポータブルオーディオプレーヤーを使うといいかもしれません。私の経験では、音楽を利用したアプローチが最も効果がありました。

　ASDのある人が不快感を遮断する方法を建設的に利用するアプローチもあります。テンプル・グランディンはこう書いています。

　「大人になった今、混雑した空港で出発を待ちながら、私は外から

の刺激をすべて遮断して本を読むことができます。でも、空港で電話をするときに、周囲の騒音を気にしないで電話の声だけを聞くことは、ほとんど無理です。ASD の子どもも同じでしょう。クルクル回るような自己刺激的なことをするか、黙ってしまうか、自分の世界に引きこもって外部の刺激を遮断するか、どれかを選択するしかないのです」[91]

ですから、ASD の子どもが、感覚刺激に対する過敏さのために極度の焦燥状態になり、どんな言葉をかけても落ちつかず、原因刺激を避けることができない場合、刺激を遮断するために彼らが好む反復行動やこだわりを認めるべきです、というよりむしろ推奨すべきなのです。

触覚防衛の問題に関しては、特定の触覚刺激に対する過敏性を和らげる方法があります。さまざまな質感の物で肌をこする、マッサージをする、バイブレーターで振動を与える、障害物競争のコースにあるようなマットの間に潜りこんでもらって強い圧力刺激を与える、寝袋で寝る、ブランコや揺りいすを使って前庭刺激を与えるなどです。[96]

個別のアドバイスを子どもにしてくれる作業療法士も助けになります。

恐怖心や不安反応を予防しコントロールするための次の段階は、その行動の「きっかけ」をつきとめることです。その「きっかけ」は特定のじゅうたんに座ること、特定の匂い、特定の物や状況といった視覚刺激かもしれません。そうした状況を回避するための単純で実際的な解決策があるかもしれません。たとえばいすを動かしたときの床をこする音が原因なら、いすの脚先にフェルトカバーをつけることで防げます。

けれども、自宅の植木をこわがるといった回避できない状況については、どうすればいいのでしょうか？

話す能力が十分でなかったために、無害な物をなぜこわがるのか説

明できない子どもがいました。そこで私たちは、一般的な恐怖症の治療と同様の方法で、その子どもの治療を始めました。恐怖の対象は共通していて、ヘビやクモ、ネズミなどが多いのです。恐怖反応の治療を求める人には、こわがっている物や状況に段階的に暴露するという脱感作療法を行います。もしクモがこわいのであれば、恐怖心を抑えてリラックスする——つまり恐怖とは逆の状態です——ように促し、リラックスした状態を保ちながら、少し離れたところで死んでいるクモを想像してもらうのです。すると、その想像に徐々に慣れ、やがてもっと大きなクモに近づけるようになり、ついには恐怖心が消えることになります。

　この方法は、ASDの子どもにも試されてきました[97]。自宅の観葉植物をこわがる子どもの場合、入浴後の夜の時間などリラックスしている時間にこの方法をとりました。小さな鉢植えに徐々に慣れてもらうようにしました。最初は、部屋の反対側に鉢植えをおき、慣れてきたら最終的に子どもの側にあるテーブルにおきました。

　この方法で彼の恐怖反応は軽くなりました。けれども、先の「認知発達」の項で述べた、ASDの子どもによく起こる問題、すなわち般化ができないという問題に直面しました。このことについて、彼の母親が次のように簡潔に述べています。「治療に使った鉢植えには慣れたのですが、新しい観葉植物を見ると荒れるんです」。

　恐怖の対象物と笑いを結びつける方法は、それなりの成功をおさめてきました。たとえば、くすぐったり、アイスクリームなど好きな食べ物をあげたりする方法です[98,99]。本人がこわがっている状況（たとえばシャワーブース）にいる大人を見てもらい、次に、子どもがその状況にいることができるように促し、最終的にはその状況を子どもが自分から受け入れるようにするというアプローチも効果的です[97]。

　もっとも、ASDの子どもの恐怖心や不安反応を克服する治療プログラムを考案し評価する研究は、ほとんどなされていないのが現状です。

まとめ

　ASDの子どもの中には、他の人たちが何も感じない知覚経験に対して過敏な反応をする子がいます。突然の音や、私たちが簡単に慣れてしまう程度の雑音が、ひどい苦痛をもたらす場合があるのです。特定の質感や、体をやさしくなでられることが我慢できないというASDの子どももいれば、物や状況の認知が歪んでいるために耐えがたい思いをしている子どももいます。普通の匂いを強烈に感じたり、ちょっとした痛みには麻痺しているように見えたり、暑さ寒さに無頓着に見える子どももいます。

　もしこのように外界を知覚しているのであれば、ASDの子どもがとても奇妙に見える行動をするのも不思議はありません。大切なことは、どのような環境刺激がそうした苦痛の誘因となり、不安反応や、指で両耳を押さえる行動や、外部の刺激を遮断するための自己刺激的な反復行動を引き起こすのか、つきとめることです。

　次のアプローチが役に立つでしょう。

1. 問題行動の原因がフラストレーションや日課の変更、ソーシャルスキルの低さなどでないことが明白な場合には、聞こえる音、触覚刺激、周囲の物、周囲の状況、匂いなど問題行動に先立つ感覚刺激をすべて書きとめる。

2. 感覚に関する問題の一部は、別の部屋に行くか、原因であるミキサーを売るなどして回避することができる。他の場合も、以下の方法によって改善する場合がある。
   ・耳栓やヘッドフォンなど、音を防ぐもの。
   ・外部からの刺激を遮断するための自己刺激的行為を一時的に

認める。

3. 恐怖心や不安反応を軽減するために、こわがっている物や状況に対する脱感作療法が有効なことがある。恐怖を感じる状況を、その恐怖のレベルを低くして再現する。ただし、チョコレートを食べる、リラクゼーションする、子どもがあまりこわがらないものを与えたり環境を設定するなどして、子どもに安心感を与えてサポートすることが大切である。

年齢相応の行動かどうか？

　一般的な子どもの成長過程においては、その年齢に典型的な特定の行動が出現し、就学前と思春期は、両親が子どもに対していらだちを感じやすい時期だと思います。「魔の二歳」は、非常に多動で、なんでも自分の思いどおりにしたがり、静かにしていることができず、自分が望んだことは今すぐ相手がやってくれると思っている恐れを知らない時期のことです。こうした行動特性は三、四歳ころまで継続しますが、小学校に上がるころには、もっと分別がつきます。単なる個人的な意見ですが、この段階を脱却できていない「正常の」大人もいると私は考えています。思春期もまた、長期にわたる自己憐憫（れんびん）や反抗、自立すると自分だけで決めるなどの行動の出現と、それに対する周囲の忍耐が予測される時期です。

　人はこうした行動や段階をすべて経て、年齢にふさわしい一般常識や科学的知識を身につけます。ところが、こうした自然な発達がASDの子どもの行動にどのような影響を与えるのかはよくわかっていません。心配な行動がASDによるものなのか、単にその年齢の子どもにありがちな行動なのかも、判断できないのです。

　就学前は、ASDの子どもの非定型行動が最も重度に見られる時期で、社会的孤立、反復遊び、学習に対する抵抗、多動性がピークに達

します。こうした行動が今後も一生続くなら、いったいどうやってこの子と生きていけばいいのかと多くの親は途方にくれます。

　しかし私の経験から言って、これは一つの過程にすぎず、六歳から十二歳の間におそらく著しい進歩があるでしょう。注意の持続時間が長くなり、身辺自立能力も高まるため、教室で日常行われる活動に参加しやすくなります。知的障害のある子どもの場合、コミュニケーション能力が発達することにより、フラストレーションの度合いが弱まり、かんしゃくの頻度も少なくなり、大人からの社会的アプローチにそれほど抵抗しなくなります。指導を受けることにより基本的な社交スキルを身につけることもできます。当然これらの進歩は、就学前の行動と連続しており、知的障害の程度によって制約されますが、この時期に子どもの行動の改善が見られるのが一般的です。

　アスペルガー症候群の子どもの場合、一般的に就学前の時期はそれほど手がかからず、小学校でも着実な進歩が見られます。それでもやはり思春期は、あらゆる子どもにとって困難であり得る時期ですし、ASD の子どもの場合はなおさらです。気分の変動、必要なスキルもないのに自立を望み、性的衝動が高まることは、思春期にありがちな問題です。一時的な引きこもりや、食欲や意欲の減退も、正常の気分変動の一部です。

　こうした気分の変動は、成長すれば安定するホルモンレベルの動揺が原因でしょう。自立への欲求は膨らみ、自分の思いを通したいという願望も生じます。悩ましい点は、体の大きさや力の強さは大人と同じですが、能力や理解力はまだ子どものレベルにあるという点です。ASD のある思春期の子どもは、自分の力の強さが有利に働くことにすぐに気づきます。両親やケアスタッフは、彼らが弱くて、自分をうまくコントロールできないと思いがちです。身体的拘束や威嚇は行動の悪化と怪我と心理的ダメージのリスクを高めるだけかもしれないのです。

最良の方法は、明確だが攻撃的ではないというアプローチです。小柄できゃしゃな先生が、ASDのある見上げるほど大きな若者たちに「座りなさい」などと明確にきっぱり指示し、暴力をやめさせる姿を、私は何度も見てきました。常に毅然とした態度と口調で指示を与え、そんなくだらないことは許さない、主導権はこちらにあるということを伝えるのです。秘訣は教師の自信とぶれない態度です。つまり、暴力的な行動には触れず、他の行動をしてもらうために単純な指示を与えるのです。もっとも、こうしたアプローチの基礎は、ASDのある人の人生のもっと早い時期から築かれているのです。

　子どものころに使われていた、行動をコントロールする手法のすべては、体格や力の強さが大人と同じになっても、適用されなくてはいけません。このことは、ゲイリー・メシボフ[訳注10]の「私より大きな子どもにも、このテクニックは使えますか？」との問いに端的に表れています。もし使えなければ、別の方法を使うのです。

　性行動への関心は高まるものの、特定の性的行動が場面に合っているかどうかや、他人に与える影響について認識を伴っていないことがあります。自分の行動が他者を困惑させる場合があることをきちんと理解していないかもしれないので、ASDのある思春期の子どもには、性的行動について、行動別に許容されるときと場所を教えておくべきでしょう。

　思春期は子どもから大人になる過渡期であるため、この時期に、学校のカリキュラムを見直す必要があります。大人になってからのライフスタイルを意識した内容は、伝統的な学校教育のカリキュラムでは乏しく、以下の点をより重視すべきです。

訳注10：ノースカロライナ大学教授。自閉症支援の専門家で元TEACCHの部長。TEACCH（Treatment and Education of Autistic and related Communication handicapped CHildren）とは、自閉症及び関連のコミュニケーション障害の子どもたちのための治療と教育プログラムのこと。

> 1. 自立能力を向上させる　例：料理、洗濯、清潔の維持
> 2. 公共施設の活用　例：ショッピングセンター、レストラン、公共交通機関
> 3. 娯楽への関心を高める　例：水泳、ガーデニング、地域のグループとの交流を促す（地元のスポーツクラブに参加するなど）
> 4. 社会生活や職業能力に関するプログラムに参加する

　これまでの項でも触れてきたように、ASDのある人は変化に対処する能力に限界があります。思春期は、変化に対する能力が最も乏しい時期かもしれないので、ASDのある人のライフスタイルや日課、支援ネットワークに大きな変化を与えないことがきわめて重要です。

　大学生としては有望ではないかもしれないASDの人でも、同年代の人たちと同等の体力があるので、自分のやったことの成果が目に見えるような活動をすることで意欲的になることがあります。このような場合、知的なことの探求よりも具体的な活動に重点を置いたカリキュラムの方がよいでしょう。

　上記のようなことは、一般の思春期にも見られる問題の延長ですが、ASDの思春期の場合には、新たな問題が生じることがあります。子どもときは多動だったのが、青年期になって不活発になることが多いのです。かつてじっと座ろうとしなかった子どもが、この時期になると、どんな活動をするエネルギーもなくなります。解決策は、日常の活動を観察した上で、より年齢にふさわしい活動、とくに自立能力を高め、ある程度の体力を必要とするような活動を促すことです。

　アスペルガー症候群あるいは平均に近い知能指数を持ったASDの人は、友情を築くことへの関心が強まりますが、社会的な状況では非常に幼いことがあります。みんなと同じようにと願い、最初の異性の友人を作ろうとするかもしれません。ところが、その新しい「友人」と一緒のとき、相手の居心地や意見に無頓着で、自分が一方的に話す

ことで会話を維持するということがよくあります。それでいて、相手が自分のことを気にかけてくれないと非常に傷つくのです。

　社会的な状況で彼らが示す能力は、意図的な学習によって身につけたもので、他者の単なる模倣のことが多いのです。したがって未経験の状況では、どうすればいいかわからなくなりがちです。ある自閉症の若い男性は、自宅に自分が働いている作業所から女友だちを招待しました。そうした状況で何をするのか一度も見たことがなかったため、彼女を階下の母親のところに残し、自分は寝室でいつものように電子回路図に専念しました。自分の母親と女友だちとの間に気まずい沈黙が流れていることに、彼はまるで無頓着だったのです。一方、作業所では、他の利用者の異性との付き合い方を模倣していたので、ソーシャルスキルの乏しさはあまり目立ちませんでした。彼は、自分がどんな悪いことをしたのかわからず、どうして自分の家で女友だちとおしゃべりをするのかも理解しなかったため、家族はさらに困ってしまいました。

　自分が他人と違うことに気づいている人たちは、彼らの言動が社会常識にそぐわないという忠告に過敏に反応しがちです。その後、自分が他人と違うということを完全に否定することもあります。一方では、親密な友人関係をなかなか築くことができないことで重度の抑うつ状態になり、自己評価が極端に低下します。自閉症やアスペルガー症候群の思春期の子どもは社会的、性的、あるいは経済的な搾取に対して無防備で、そのことが親の心配の一つになります。定型発達のティーンエージャーの親よりも保護者としての役割を長く続けなければならないでしょう。

　また、臨床経験と研究結果から思春期の自閉症の人の三分の一に、習得したスキルの明白な低下や行動の悪化が見られることがわかっています。この状態は、一、二年しか続かないこともありますが、十代の間中、継続する場合もあります[101]。そのような自閉症の人は、以前の発達段階まで退行し、学力が落ち、問題行動が増加します。転校や両

親と別離するといった、明らかな環境要因がない場合もあり、思春期以降に悪化する潜在要因を持っているのは誰なのか、予測する方法はありません。ただ、この悪化は女児のほうが高頻度であるということはわかっています。

　自閉症の子どもの六分の一は、就学前にてんかん発作の診断を受けていますが、思春期になって初めててんかん発作を生じることも、ほぼ同じ割合であります。最も頻度が高いてんかんのタイプは複雑部分発作です。このタイプは、問題行動と攻撃性が生じやすいてんかんであることがよく知られています。発作が始まると、最初は非常に奇妙な行動が出現します。口をもぐもぐさせる、走り回るといった特有の運動が見られ、その後、恐怖や怒りなどの激しい感情表出が見られます。なだめることも気をまぎらわせることもできません。しかしやがてはもとの状態に戻ります。発作の経過中、意識を保ち続けていることもあります。脳の前頭葉から始まる複雑部分発作には、頭を壁などに打ちつける、皮膚を傷つける、自分に嚙みつくといった激しい自傷行為が見られることがあります。
　私の経験した女児の例をあげましょう。校庭などの特定の場所で自傷行為をするといった重度の問題行動のために私に相談がありました。行動観察からは、何かを避けるための意図的な行為でないこと、状況にそぐわない激しい行動であることが明らかでした。心理的な要因では説明できない強い苦痛でした。神経内科医に紹介し、精査してもらったら、前頭側頭部を焦点とする複雑部分発作であることがわかり、適切な抗てんかん薬の投与によって発作は消失しました。
　自分や他人に対する極度の恐怖や攻撃性が現れた場合で、フラストレーションなど外的な誘因がなかったり、症状は激しいのに短時間でおさまるときには、専門医の診察を受けるべきです。なぜなら、自閉症の人に合併するてんかんには効果的な治療法があるからです。

思春期の自閉症の人のおよそ三分の一は、一年か二年、あるいはそれ以上の長期にわたって退行が見られます。けれども大半の人は、着実に発達していきます。とくに知能指数が標準域の人はかなりの改善を示すことがあります。[105]

　いずれ思春期は終わります。まだ十分な縦断的研究はされていませんが、私や他の専門家の臨床経験からは二十代の半ばから進歩が見られることが多いようです。[106, 107] 思春期以降に悪化が見られた場合も、二十代後半になると明らかな改善が見られることが多いのです。変化を大幅に受け入れられるようになり、他人への関心が高まります。他者に対する好意を示し、他者からの好意も受け入れます。とりわけ両親に対してはそうです。自立することへの関心も高まります。
　知能指数が高くなるにつれて、予後も良好になります。高い知能を活用して他者とのかかわり方を学習するようです。それには家族の支えが不可欠です。家族は、何をすべきで何をすべきでないかを子どもに教え、子どもに安心感を与え、子どもを受けとめます。アスペルガー症候群の子どもの多くは、思春期になると、みんなと同じようになりたいと切望します。そして、障害のためにそれがかなわないとわかり、強い抑うつ状態になることがあります。しかし二十代になるころには、自分の障害を受け入れ、仕事や特別な興味に大きな喜びを感じるようになります。
　成人すると、アスペルガー症候群の人の大多数は、以前ほど目立たなくなります。つづれ織りの模様のように豊かな人生模様の中に自然にとけこんでいくのです。[108] 残念ながら、精神医学的症状が出現し、適切な治療が必要になる人も、少数ですが存在します。[109] 訳注11

訳注11：アスペルガー症候群の成人が精神医学的症状を呈する頻度は少数ではないことが、最近の調査で指摘されている。

行動の原因をつきとめる

　これまで、ASD のある人がなぜ他の子どもたちとは異なる行動をとるのか、さまざまな理由を説明してきました。以下のように要約されます。

1. 対人関係に必要な特定のスキルが乏しい。
2. コミュニケーションと思考に障害がある。
3. 決めごとを作っていくこと強い動機があり、興味の範囲が限定される。
4. 感覚刺激に対する感じ方の異常がある。

　ASD のある人がいらいらするときには、複数の原因が同時に関与していることがあります。たとえば子どもが自分の手を噛むのは、「手伝って」と表現する方法がわからず、課題を完成させることができなかったからでした。その上、教室の騒音は堪えがたいほど大きくなり、先生の顔色が変わっても、それが何を意味するのか、子どもにはわかりません。つまり、相手とコミュニケーションし自分の感情を表現できる唯一の子どもの手段が、手を噛むことなのです。このように複数の要因が絡み合って、この一つの行動を引き起こしていたのです。

自傷行為を仔細に検討することで、特定の行動を生じさせている要因が何なのか明らかにすることができます。ごく少数ですが、自閉症の子どもや大人の中には、故意に自分を傷つける人がいます。たいてい重度の知的障害があり、コミュニケーション手段をほとんど持っていない人たちです。床などに頭を打ちつけたり、自分の身体を嚙んだり、頭や体（たいていは上半身）をひっかいたりこぶしで叩いたりします。

　幸い、このような自傷行為の頻度は少ないのですが、自傷がもしあれば、大変に悲痛な体験でしょう。しかも、とくに明白な原因のない場合もあるのです。

　長年にわたる自傷行為の観察と多くの治療プログラムを作成した経験から、可能性として三つの原因があることがわかりました。以下の手順でスクリーニング（ふるいわけ）を行うことで、自傷行為が生じる理由と対処の方法がわかるかもしれません。

設問1
その行動は痛みが原因か？

　自傷行為、とくに頭部の自傷の原因として頻度が高いのは中耳炎（耳痛）です。幼い子どもは中耳炎になりやすいので、これまで自傷行為がなかった子どもが自傷し、高熱や感染、頭痛などの痛みがありそうな場合は、医師に相談してください。医師が対処法を判断します。痛みが原因で自傷行為をすることはきわめて正常な反応で、一般の幼児でもよくあることです。

設問2
その行動はコミュニケーションの手段か？

その行動が痛みに対する反応でない場合、コミュニケーションの手段かもしれません。自分の考えや気持ちを言葉やしぐさでうまく伝えることのできない人は、行動で表現するしかありません。ですから自傷行為はコミュニケーションの手段になりうるのです。

アン・ドネランの研究チームは、自傷などの問題行動の情報伝達機能を分析し、行動に潜在する意味を次のように読み取りました。[42]

- 今それがほしい
- よくわからない
- そんなことしたくない
- やめて
- いやだ
- ほっといて
- もうたくさんだ

注意深く観察すれば、ASDのある人がいらだちやストレスを感じるなどの特定の状況におかれたときに自傷行為が起こりやすいことがわかります。一般に自傷行為につながりやすいのは、自分の要求が通らない、やりたくない活動をやれと言われた、騒音、混沌、人との交流の強要などです。

額を叩くのは、怒りを表す方法として自然に行うしぐさです。ところがASDのある人は、微妙な感情を表現することが難しく、怒りや苦痛を感じたときは激しい身体動作で表現しがちです。ですからASDの子どもは、クラスの誰かが食べているチョコクッキーをもらえないなど要求がかなわないと、いらいらして額を床に打ちつけるのです。

このような行動は、ASD特有の障害特性を考慮すると無理もない行動です。頭を打ちつける子どもを落ちつかせて自傷行為をやめさせ

るために教師が要求を通してしまうと、次から、そうすればほしいものがもらえることを学習してしまうかもしれません。自傷行為は「今それがほしい」という意味だと子どもの頭の中で翻訳されて、要求を通すための効果的な手段になるのです。

　そういう行動は許容できないし、要求を通すことはないということを子どもに理解してもらうことが、行動をコントロールする方略として重要です。他のことをさせて気をそらそうとするのも、単に頭と床の間にクッションを置くのもいい方法ですが、要求を通してはいけません。

　どうしたらいいかわからないような状況や、自分にできそうもないということがわかったときのいらだちが自傷行為につながることもあります。自傷行動は「わからない」「したくない」ということを表現する手段になります。

　不安やいやがっていることを認識した上で安心感を与え、指示や課題の内容を単純にし、もっとわかりやすく説明して、やる気になってもらうことが行動コントロールの方略です。失敗やできなかったことにはいっさい触れず、正しいやり方をただ穏やかに示します。

　「この活動をずっとやっていたい」という意味の自傷行為もあります。そのような場合は、新たに要求したことは今必要な活動なのだという態度をとり、それが終わったら、またもとの活動に戻ってもいいし、自分のしたい別のことを始めてもいいことを保証しましょう。

　自傷行為は、「やめて」「いやだ」「休憩したい」という意思を伝えるきわめて効果的な方法です。ASDのある人の注意力や忍耐力が限界になってきたと気づいたら、その時点で、つまり自傷をする前に、「終わり」を示す合図や発声やジェスチャーを教え、活動を終えましょう。このようにすれば、自傷とは別の適切な方法で「もう限界だ」というコミュニケーションがとれるかもしれません。

　「ほっといて」「もうたくさんだ」という意味の行動もあります。

ASDのある人たちは、無秩序や雑音、人と交流が必要な状況に対して許容度が低いため、自傷したり他人に暴力をふるえば、その場から逃れられ、タイムアウトのように個室に隔離してもらえると学習してしまうかもしれません。自傷行為が、過剰な刺激や無理な要求に対する反応なのであれば、自傷が始まる前に、刺激や要求水準を下げることが不可欠です。音量を下げる、一人でできる気分転換を何か提案する、落ちついてもらうために「五分間の休憩」を実際に静かな場所でとるように促す、などの方法があります。

> **設問3**
> その行動の原因は脳生理学的な異常か？

痛みに対する単純な反応やコミュニケーションの手段ではないタイプの自傷行為は脳の生化学的な異常、つまりてんかんが原因だとする研究報告が最近増え、エビデンス（証拠）が蓄積されてきました。

ASDの症状の一部は、とくに引きこもりや反復行動、痛みに対する鈍感さなどは、麻薬嗜癖のある人がそれを常用できなくなった場合にも見られます。人間の体には、さまざまな機能を持つ自然のオピオイドシステム（オピオイドは麻薬の一種、オピオイドが関与する脳内のシステム）があり、そのうちの一つが鎮痛機能です。自閉症は、この自然の脳内オピオイドシステムの機能障害ではないかという説が、提唱されています。

自傷行為は、ASDのある人たちが、機能不全になったオピオイドシステムを刺激する手段なのかもしれません。確かに自閉症の子どもや大人の中には、周囲の状況の変化に関係なく、数分ごとに規則正しく自傷をする人がいます。強い決意で自傷をしている場合も多く、止

訳注12：問題行動が生じたときに、子どもを個室などに移動させ、好みのものから遠ざけること。

められるといらだちをあらわにします。手の指をそらせるなど、自傷に代わる手段を見つける人もいます。薬物から離脱中のヘロイン嗜癖から離脱するために開発された薬の投与によって、こうした自傷行為の頻度や激しさの軽減に成功した例もありますが、すべての研究が成果をおさめてきたわけではありません。[112-116]

　特定の型のてんかんが行動に与える影響について、自傷行為が前頭葉から始まる複雑部分発作に起因していた例について前項で説明しました[104]。これらは突然出現し、予測がつかず、しばしば激しい自傷行為を伴います。このようなタイプのてんかんが観察されたら、神経内科医に紹介すべきです。

　特定の行動の原因を同定する過程で必要なのは、ASDに関する知識、さまざまな専門的スキルの活用、観察や議論による情報収集です。行動の原因究明には時間がかかるかもしれませんが、理由がわかれば、効果的な管理手法が見つかります。

　原因をつきとめるのは時間がかかるでしょうし、対策が効果をあげるためには長期間かかるかもしれません。その間に問題行動のコントロールはますます難しくなるかもしれません。焦燥感が高まり、問題行動が悪化した場合、以下の順に対処しましょう。

第1段階：ストレスの度合いが増したことを示す兆候を見つける
第2段階：気をそらすような活動を準備する
第3段階：リラクゼーションと運動（ストレスの度合いを軽減するため、リラックスさせるまたは適度な運動をさせる）
第4段階：言葉で制する
第5段階：そっとしておく

第1段階
ストレスの兆候を見つける

　ASD の子どもや大人は、いらだちが嵩じると独特の方法で表現することがあります。表現の方法は何か音をたてることだったり、言葉や行動だったりします。突然叫ぶ、体を揺らすといった行動から自傷行為や似たような状況で交わされたらしい会話（何年も前の会話かもしれません）をくり返すことまで、表現方法はさまざまです。

第2段階
気をそらすような活動を準備する

　ストレスの兆候を見つけたら、代わりとなる日常的な活動、できればその人が得意な活動に気をそらせましょう。自宅にいるなら食卓を片づける、服を着替えるなどが候補になります。問題行動がなんであれ、それをやめる単純な方法は「やめなさい（Stop）」と言うことです。それから簡単な活動をするように促し、指示に応じてくれれば、そのことに対して礼を言います。

　そのような状況で、「だめ（No)」という言葉を使ってはいけません。私の経験から言えることは、「だめ」は最も相手を怒らせ、ますますいらだたせる言葉だからです。相手の失敗を非難しないことも大切です。これもまた火に油をそそぎかねません。何か簡単な活動に彼らの注意を向けさせることだけを考えましょう。

行動の原因をつきとめる

第3段階
リラクゼーションと運動

　気をそらせることがうまくいかなかったら、どうすればいいでしょうか？

　次の段階では、リラクゼーションあるいは適度な運動によっていらだちを「燃え尽きさせる」ことによって、落ちつくことを目指します。

　リラクゼーション、つまりリラックスするための方法を最初に試すことが多いのですが、それにはいろいろな手段があります。その場から離れて静かな場所に移動することが効果的でしょう。寝室でも、教室や職場の人目につかない静かな場所でもよいのです。大切なことは、いらいらしてしまう状況から一時的に逃れる場所を確保することです。その一人になれる場所は居心地がよくなければなりません。もし音楽があったほうがリラックスできるようだったら、音楽を流してもいいでしょう。

　テンプル・グランディンは、避難場所が必要だったことについて述べています。「誰にでもプライベートな場所が必要です。自閉症の子どもたちも、隠れたり、自分の世界に還れる秘密の場所が必要です。なにしろ自閉症は『内向きの』障害なので、自閉症の子どもたちは自分だけの隠れ家があるという安心感を必要としているのです。私にもそんな場所があり、そこで考えごとをしたり元気を取り戻したりしていました[91]」。

　呼吸コントロールやマッサージといった特定のリラックス法を試してみてもよいでしょう。ASDのある人が自然に落ちついているときに、まず試してみて、リラックス法になじんでおいてもらいましょう。

　その人の儀式的な行動を、気分転換やリラックスの方法に使うのもいいでしょう。テンプル・グランディンも、「私のこだわりは興奮を

鎮め、落ちつかせてくれました」と書いています[91]。

　最近、あるアスペルガー症候群の女性と話をしました。彼女は、日本の茶道に魅力を感じるそうです。理由をたずねると、リラックスできるからとのことでした。避難する場所がないときは、建物の外に出て散歩するのもよいでしょう。これらの方法はすべて、自制心を保ち、興奮や不安を鎮めるために考えられたものです。このような方法で落ちつくことができたら、またもとの活動に戻らなければなりません。そうしないと、やりたくないことを避けるためには問題行動を起こせばよいということを、短時間で覚えてしまうからです。

　ASDのある人のいらだちなどの問題行動を減らすのに、運動を続けることが効果的であることを示す臨床上・研究上のエビデンスが増えています[117,118]。ASDのある人は、緊張の度合いが高まったときに「休憩したい」と言葉で適切に表現することができなかったり、いらだちをジェスチャーなどの非言語的手段で上手に表現することができないことがあります。ところが、運動という建設的な方法で、緊張の度合いを軽減することができるのです。

　私たちが、スカッシュをしたり、芝刈りをすることで「ストレスを解消する」のと同じことです。運動はエアロビクスやジョギング、エアロバイク、トランポリン、ブランコなどでもかまいません[119-121]。私の経験からは、運動を継続すること、活発に行うこと、一回あたり最低15分はすることが必要です。

　最近相談があったASDのある若い男性は、いきなり破壊的な行動をすることで有名でした。彼はいらいらしてくると声が大きくなり、周りにいる人をののしり始めることに気づいた私たちは、こうした行動を激減させることに成功しました。いらいらしてきたら、自分が住んでいるグループホームの周囲を走ってくるよう指示したのです。そのルートは、彼が以前スタッフと一緒に走って覚え、コースを外れないことを確認ずみでした。戻ってくると、掲示板に貼ってある専用の

記録紙にチェックをするようにして、一日に何周走ったかがわかるようにしました。戻ってくるころには決まって、ずっと落ちついた状態になり、その後一時間程度は穏やかに過ごせました。

こうした活発な運動を一日に何度かに分けて行っていると、効果もはっきりと表れます。学校では講堂や体育館で運動することができますし、職場では、始業前や休み時間に集団で運動するという日本の習慣を採り入れることが可能です。実際、ボストンにある自閉症のための学校であるボストン・ヒガシ日本学校では、運動を意図的にカリキュラムに採り入れています[112]。いらだちや興奮を運動によって日常的に「消費」することが習慣になると、ストレスへの耐性が明らかに向上します。テンプル・グランディンも自伝にこう書いています。「肉体労働をすると、神経の高ぶりが鎮まりました」[89]。

第4段階
言葉で制する

ASDのある人は、自分をコントロールできなくなることがあり、誰かが言葉で制するまで、つまり「ブレーキをかけなさい」と言葉で指示してやめさせるまで状況が悪化します。

このような状況では、担当者は確信に満ちた、ぶれのない態度でコントロールする必要があります。「座りなさい」などの単純で、明確な指示を出します。言葉の中にあいまいな部分があってはいけませんし、他の選択肢の余地があることを明示するのはもちろん、ほのめかしてもいけません。そのような状況では、ASDのある人は他者からのコントロールを必要としているにもかかわらず、コントロールされていないのです。あなたは毅然とした態度をとらなければならないのです。

第5段階 そっとしておく

　これまでのアプローチがすべて失敗し、ASDのある人を制御できない場合は、そっとしておきましょう。近づいて慰めたり制止したりすると、偶然または故意にケガをさせられる危険があるからです。そうなると、ASDのある人をかえって苦しませることになります。このような状況であなたにできることは、その人が最終的に落ちつくまで、距離をおいて「嵐を乗り切る」ことかもしれません。けれど、自分や他人に危害をおよぼすことがあれば、なんらかの制限を加える必要が生じるかもしれません。

　その人が落ちついたら、状況を悪化させることはしてはいけません。この段階で、「自分自身の行いに満足していることを祈るよ」などの皮肉を言ったり、怒っているのかなだめているのかどっちともとれるようなコメントをすると、あなたは気が晴れるかもしれませんが、ASDのある人は本当に混乱してしまいます。「じゃあ、今夜はアイスクリーム抜き」などと罰について触れるのも、同様に怒りをかうことになりかねません。話し合いをするタイミングは、完全にもとの状態に戻り、自分の行動が招いた結果について対処できるようになったときです。

まとめ

　以上を要約すると、焦燥感が高まり問題行動が生じても、問題の深刻さの程度によって、さまざまな選択肢があります。

- 問題行動が軽度の初期の段階では、気分転換やリラクゼーション、運動を試してみる。
- それでも効果がなければ、明確な言葉で、その人の行動を制する必要がある。
- それらの方法がすべて失敗したら、あえて危険を冒さず、その人が落ちつくまで、少し離れたところから見守る。
- 落ちつく前に、罰を与えたり、あいまいなことを言って、火に油をそそがないように注意する。

結　論

　本書は、ASD 特有の障害特性について理解を深め、そうした独特な行動がどのように障害特性と関係しているのか解説したものです。けれども、「どうしてクリスはそんなことをするの？」という疑問に答える際に常に念頭においてほしいのは、それが ASD の障害特性によるものではなく、その年齢の子どもにとってごく自然な行動であったり、単に性格によるものかもしれないということです。

　個人の性格が、ASD の特性の表れ方にどのように反映されるかも考慮しなければなりません。自分の障害に深く苦悩している様子の人もいれば、きわめて無頓着な人もいるからです。いずれにせよ、すべての ASD の人は勇敢に人生に立ち向かっており、賞賛に値します。

　ASD のために人の怒りを買うこともありますが、大きな成果が上がることもあります。ASD を悲劇ではなく、ある種のチャレンジと考えるべきです。近年、ASD の本質について多くのことがわかってきたため、変わった行動が生じる理由について理解できるようになりました。さらに重要なことは、行動や学習、社会生活におよぼす影響を軽減する方法が以前よりもよくわかってきたことです。

参考文献

語頭の数字は本文の参考文献の番号を指す。

[1] American Psychiatric Association. (2000). *Diagnostic and statistical manual of mental disorders* (4th ed., text revision). Washington, DC: Author.（邦訳『DSM-IV 精神疾患の診断・統計マニュアル』高橋三郎他訳、医学書院、2002）

[2] Gillberg, C. (1991). Clinical and neurobiological aspects of Asperger syndrome in six family studies. In Frith, U. (Ed.), *Autism and Asperger syndrome*. Cambridge: Cambridge University Press.（邦訳『自閉症とアスペルガー症候群』冨田真紀訳、東京書籍、1996）

Attwood, T. (1998). *Asperger's syndrome: A guide for parents and professionals*. London: Jessica Kingsley.（邦訳『ガイドブック　アスペルガー症候群―親と専門家のために』冨田真紀他訳、東京書籍、1999）

[3] Baron-Cohen, S. (1989). Perceptual role taking and protodeclarative pointing in autism. *British Journal of Developmental Psychology, 7,* 113-127.

Attwood, T. (2000). Strategies for improving the social integration of children with Asperger Syndrome. *Autism, 4,* 85-100.

[4] Landry, S.H., and Loveland, K.A. (1989). The effect of social context on the functional communication skills of autistic children. *Journal of Autism and Developmental Disorders, 19,* 288-299.

Tjus, T., Heimann, and Nelson, K.E. (2001). Interaction patterns between children and their teachers when using a specific multimedia and communication strategy: Observations from children with autism and mixed intellectual disabilities. *Autism, 5,* 175-188.

[5] Sigman, M., Mundy, P., Sherman, T., and Ungerer, J. (1986). Social interactions of autistic, mentally retarded and normal children and their caregivers. *Journal of Child Psychology and Psychiatry, 27,* 647-656.

Paul, R. (2003). Promoting social communication in high functioning individuals with autistic spectrum disorders. *Child and Adolescent Psychiatric Clinics of North America, 12,* 87-106.

[6] Lord, C., and Hopkins, J.M. (1986). The social behaviour of autistic children with younger and same-age non-handicapped peers. *Journal of Autism and Developmental Disorders, 16,* 249-262.

Zercher, C., Hunt, P., Schuler, A., and Webster, J. (2001). Increasing joint attention, play and language through peer supported play. *Autism, 5,* 374-398.

[7] Brady, M.P., Shores, R.E., McEvoy, M.A., Ellis, D., and Fox, J.J. (1987). Increasing social interactions of severely handicapped autistic children. *Journal of Autism and Developmental Disorders, 17,* 375-390.

Kok, A.J., Kong, T.Y., and Bernard-Opitz, V. (2002). A comparison of the effects of structured play and facilitated play approaches on preschoolers with autism: a case study. *Autism, 6,* 181-196.

[8] Oke, J.N., and Schreibman, L. (1990). Training social initiations to a high-functioning autistic child: assessment of collateral behaviour change and generalization in a case study. *Journal of Autism and Developmental Disorders, 20,* 479-497.

Attwood, T. (2000). Strategies for improving the social integration of children with Asperger syndrome. *Autism, 4,* 85-100.

[9] Mesibov, G.B. (1984). Social skills training with verbal autistic adolescents and adults: a program model. *Journal of Autism and Developmental Disorders, 14,* 395-404.

Attwood, T. (2000). Strategies for improving the social integration of children with Asperger syndrome. *Autism, 4,* 85-100.

[10] Williams, T.I. (1989). A social skills group for autistic children. *Journal of Autism and Developmental Disorders. 19,* 143-155.

Paul, R. (2003). Promoting social communication in high functioning individuals with autistic spectrum disorders. *Child and Adolescent Psychiatric Clinics of North America, 12,* 87-106.

[11] Taras, M.E., Matson, J.L., and Leary, C. (1988). Training social interpersonal skills in two autistic children. *Journal of Behaviour Therapy and Experimental Psychiatry, 19,* 275-280.

Attwood, T. (2000). Strategies for improving the social integration of children with Asperger syndrome. *Autism, 4,* 85-100.

[12] Charlop, M.H., and Milstein, J.P. (1989). Teaching autistic children conversational speech using video modeling. *Journal of Applied Behavior Analysis, 22,* 275-28.

Schreibman, L., Whalen, C., and Stahmer, A.C. (2000). The use of video priming to reduce disruptive transition behavior in children with autism. *Journal of Positive Behavior Interventions, 2,* 3-11.

[13] Groden, J., and Cautela, J. (1988). Procedures to increase social interaction among adolescents with autism: A multiple baseline analysis. *Journal of Behaviour Therapy and Experimental Psychiatry, 19,* 87-93.

[14] Dewey, M. (1991). Living with Asperger's syndrome. In Frith, U. (Ed.), *Autism and Asperger syndrome*. Cambridge: Cambridge University Press.（前掲書）

[15] Baron-Cohen, S. (1990). Autism: A specific-cognitive disorder of 'mind-blindness'. *International Review of Psychiatry, 2,* 81-90.

[16] Frith, U. (1989). *Autism - Explaining the enigma*. Oxford: Basil Blackwell Limited. （邦訳『自閉症の謎を解き明かす』冨田真紀他訳、東京書籍、2009）

Blackshaw, A.J., Kinderman, P., Hare, D.J. and Hatton, C. (2001). Theory of mind, causal attribution and paranoia in Asperger Syndrome. *Autism. 5,* 147-163.

Blackshaw, A.J., Kinderman, P., Hare, D.J., and Hatton, C. (2001). Theory of mind, causal attribution and paranoia in Asperger syndrome. *Autism, 5,* 147-163.

[17] Hobson, R.P. (1989). Beyond cognition: A theory of autism. In Dawson, G. (Ed.), *Autism - Nature, diagnosis, and treatment*. New York: The Guilford Press.（邦訳『自閉症：その本態、診断および治療』野村東助他監訳、日本文化科学社、1994）

[18] Walters, A.S., Rowland, P. B., and Feinstein, C. (1990). Social relatedness and autism: Current research, issues, directions. Research in *Developmental Disabilities, 11,* 303-326.

[19] Tantam, D., Monaghan, L., Nicholson, H., and Stirling, J. (1989). Autistic children's ability to interpret faces: A research note. *Journal of Child Psychology and Psychiatry 30,* 623-630.

Attwood, T. (2000). Strategies for improving the social integration of children with Asperger syndrome. *Autism, 4,* 85-100.

[20] Hobson, R.P. (1986). The autistic child's appraisal of expressions of emotion. *Journal of Child Psychology and Psychiatry, 27,* 321-342.

Dennis, M., Lockyer, L., and Lazenby, A.L. (2000). How high-functioning children with autism understand real and receptive emotions. *Autism, 4,* 370-382.

[21] Hobson, R.P., Ouston, J., and Lee A. (1988). Emotion recognition in autism: Coordinating faces and voices. *Psychological Medicine, 18,* 911 -923.

Nadel, J., Crove, S., Matthnger, M.J., Canet, P., Hudelot, Lecuyer, C., and Martini, M. (2000). Do children with autism have expectancies about the social behaviour of unfaimiliar people? A pilot study using the still face paradigm. *Autism, 4,* 133-146.

[22] Wing, L., and Attwood, A. (1987). *Syndromes of autism and atypical development: Handbook of autism and pervasive developmental disorders.* New York: John Wiley and Sons.

Quill, K. A. (2000). *Do-watch-listen-say: Social and communication intervention for children with autism.* Baltimore, MD: Brookes.

[23] Langdell, T. (1981). *Face perception.: An approach to the study of autism.* Ph.D. Thesis. University of London.

Dennis, M., Lockyer, L., and Lazenby, A.L. (2000). How high-functioning children with autism understand real and deceptive emotion. *Autism, 4,* 370-381.

[24] Macdonald, H., Rutter, M., Howlin, P., Rios, P., Le Couteur, A., Evered C., and Folstein, S. (1989). Recognition and expression of emotional cues by autistic and normal adults. *Journal of Child Psychology and Psychiatry, 30,* 6, 865-877.

Nadel, J., Crove, S., Mattlinger, M.J., Canet, P., Hudelot, Lecuyer, C., and Martini, M. (2000). Do children with autism have expectancies about the social behaviour of unfamiliar people? A pilot study using the still face paradigm. *Autism, 4,* 133-146.

[25] Attwood, A.J., Frith, U., and Hermelin, B. (1988). The understanding and use of interpersonal gestures by autistic and Down's syndrome children. *Journal of Autism and Developmental Disorders, 18,* 241-257.

[26] McEvoy, M.A., Nordquist, V.M., Twardosz, Heekaman, K.A., Wehby J., and Kenton, D. (1988). Promoting autistic children's peer interaction in an integrated early childhood setting using affection activities. *Journal of Applied Behavior Analysis, 21,* 193-200.

Odom, S.L., McConnell, S.R., McEvoy, M.A., Peterson, C., Ostrosky, M., and Chandler, L.K. (1999). Relative effects of interventions for supporting the social competence of young children with disabilities. *Topics in Early Childhood Special*

Education, 19, 75-92.

[27] Klin, A. (1991). Young autistic children's listening preferences in regard to speech: A possible characterization of the symptom of social withdrawal. *Journal of Autism and Developmental Disorders, 21,* 29-42.

Wetherby, A.M., and Prizant, B.M. (2000). *Autism spectrum disorders: A transactional developmental perspective.* Baltimore, MD: Paul H. Brookes Publishing Company.

[28] Williams, T.I. (1990). Language acquisition in autistic children: A research note. *European Journal of Psychiatry, 4,* 173-179.

Wetherby, A.M., and Prizant, B.M. (2000). *Autism spectrum disorders: A transactional developmental perspective.* Baltimore, MD: Paul H. Brookes Publishing Company.

[29] Howlin, P. (1989). Changing approaches to communication training with autistic children. *British Journal of Disorders of Communication, 24,* 151-161.

Frea, W.D., Arnold, C.L., and Vittimberga, G.L. (2001). A demonstration of the effects of augmentative communication on the extreme aggressive behavior of a child with autism within an integrated preschool setting. *Journal of Positive Behavior Interventions, 3,* 194-198.

[30] Rutter, M., and Schopler, E. (1987). Autism and pervasive developmental disorders: Concepts and diagnostic issues. *Journal of Autism and Developmental Disorders, 17,* 159-186.

Klin, A., and Volknar, F.R. (2003). Asperger syndrome: Diagnosis and external validity. *Child and Adolescent Psychiatric Clinics of North America, 12,* 1-14.

[31] McGee, G.G., Krantz, J., Mason, D., and McClannahan, L.E. (1983). A modified incidental teaching procedure for autistic youth: acquisition and generalisation of receptive object labels. *Journal of Applied Behavior Analysis, 16,* 329-338.

Galensky, R.L., Miltenberger, R.G., Stricker, J.M., and Garlinghouse, M.A. (2001). Functional assessment and treatment of mealtime behavior problems. *Journal of Positive Behavior Interventions, 3,* 211-224.

[32] Prizant, B., and Wetherby, A. (1985). Intentional communicative behaviour of children with autism: theoretical and practical issues. *Australian Journal of Human Communication Disorders, 13,* 25-65.

Wetherby, A.M., and Prizant, B.M. (2000). *Autism spectrum disorders: A transactional developmental perspective.* Baltimore, MD: Paul H. Brookes Publishing Company.

[33] Datlow Smith, M., and Coleman, D. (1986). Managing the behaviour of adults with autism in the job setting. *Journal of Autism and Developmental Disorders, 16,* 145-154.

[34] Volden, J., and Lord, C. (1991). Neologisms and idiosyncratic language in autistic speakers. *Journal of Autism and Developmental Disorders, 21,* 109-130.

Wetherby, A.M., and Prizant, B.M. (2000). *Autism spectrum disorder: A transactional developmental perspective.* Baltimore, MD: Paul H. Brookes Publishing Company.

[35] Rutter, M. (1978). Diagnosis and definition. In M. Rutter and E. Schopler (Eds.), *Autism: A reappraisal of concepts and treatment.* New York: Plenum Press. （邦訳『自閉症：その概念と治療に関する再検討』丸井文男監訳、黎明書房、1982）

[36] Kiernan, C. (1983). The use of non-vocal communication systems with autistic individuals. *Journal of Child Psychology and Psychiatry, 24,* 339-376.

Wetherby, A.M., and Prizant, B.M. (2000). *Autism spectrum disorders: A transactional developmental perspective.* Baltimore, MD: Paul H. Brookes Publishing Company.

[37] De Villiers, J.G., and Naughton, JM. (1974). Teaching a symbol language to autistic children. *Journal of Consulting and Clinical Psychology, 42,*111-117.

Stiebel, D. (1999). Promoting augmentative communication during daily routines: A parent problem-solving routines. *Journal of Positive Behavior Interventions, 13,* 139-169.

[38] Lancioni, G.E. (1983). Using pictorial representations as communication means with low-functioning children. *Journal of Autism and Developmental Disorders, 13,* 87-105.

Frea, W.D., Arnold, C.L., and Vittimberga, G.L. (2001). A demonstration of the effects of augmentative communication on the extreme aggressive behavior of a child with autism within an integrated preschool setting. *Journal of Positive Behavior Interventions, 3,* 194-198.

[39] Berkowitz, S. (1990). A comparison of two methods of prompting in training discrimination of communication book pictures by autistic students. *Journal of Autism and Developmental Disorders, 20,* 255-262.

Wetherby, A.M., and Prizant, B.M. (2000). *Autism spectrum disorders: A transactional developmental perspective.* Baltimore, MD: Paul H. Brookes Publishing Company.

[40] Howlin, P., and Rutter, M., with Berger, M., Hemsley, R., Hersov, L., and Yule, W.

(1987). *Treatment of autistic children.* Chichester: John Wiley.

[41] Biklen, D., Morton, M., Saha, S., Duncan J., Gold, D., Hardardottir, M., Karna, E., O'Connor, S., and Rao, S. (1991). 'I'm not autistic on the typewriter'. *Disability, Handicap and Society, 6,* 161-180.

[42] Donnellan, A.M., Mirenda, P.L., Mesaros, R.A., and Fassbender, L.L. (1984). Analyzing the communicative functions of aberrant behaviour. *Journal of the Association for Persons with Severe Handicaps, 9,* 201-212.

Blair, K.S., Umbreit, J., and Eck, S. (2000). Analysis of multiple variables related to a young child's aggressive behavior, *Journal of Positive Behavior Interventions, 2,* 33-39.

[43] Durand, Y.M., and Carr, E.G. (1987). Social influences on 'self-stimulatory' behaviour: analysis and treatment application. *Journal of Applied Behavior Analysis, 20,* 119-132.

Baker, M.J. (2000). Incorporating the thematic ritualistic behaviors of children with autism into games increasing social play interactions with siblings. *Journal of Positive Behavior Interventions, 2,* 66-84.

[44] Durand, Y.M., and Crimmins, D.B. (1987). Assessment and treatment of psychotic speech in an autistic child. *Journal of Autism and Developmental Disorders, 17,* 17-28.

Carr, E.G., Dunlap, G., Horner, R.H., Koegel, R.L., Turnbull, A.P., Sailor, W., Anderson, J.L., Albin, R.W., Koegel, L.K., and Fox, L. (2002). Positive behavior support: evolution of an applied science. *Journal of Positive Behavior Interventions, 4,* 4-16.

[45] Frankel, F., Sinunons, J., Fichter, M., and Freeman, B.J. (1984). Stimulus overselectivity in autistic and mentally retarded children: a research note. *Journal of Child Psychology and Psychiatry, 25,* 147-155.

Wetherby, A.M., and Prizant, B.M. (2000). *Autism spectrum disorders: A transactional developmental perspective.* Baltimore, MD: Paul H. Brookes Publishing Company.

[46] Martineau, J., Garreau, B., Roux, S., and Lelord, G. (1987). Auditory evoked responses and their modifications during conditioning paradigm in autistic children. *Journal of Autism and Developmental Disorders, 17,* 525-539.

Roberts-Gwinn, M.M., Luiten, L., Derby, K.M., Johnson, T.A., and Weber, K. (2001).

Identification of competing reinforcers for behavior maintained by automatic reinforcement. *Journal of Positive Behavior Interventions, 3,* 83-87, 94.

[47] Hermelin, B. (1978). Images and language. In M. Rutter, and E. Schopler (Eds.), *Autism: A reappraisal of concepts and treatment.* New York: Plenum Press.（前掲書）

Quill, K.A. (2000). *Do-watch-listen-say: Social and communication intervention for children with autism.* Baltimore, MD: Brookes.

[48] Ohta, M. (1987). Cognitive disorders of infantile autism: A study employing the WISC, spatial relationship conceptualization, and gesture imitations. *Journal of Autism and Developmental Disorders, 17,* 45-62.

Maurice, C., Green, F., and Luce S.C. (1996). *Behavioral intervention for young children with autism: A manual for parents and professionals.* Austin, TX: Pro-Ed, Inc.

[49] Datlow Smith, M. (1985). Managing the aggressive and self-injurious behaviour of adults disabled by autism. *Journal of the Association for Persons with Severe Handicaps, 10,* 228-232.

Mesibov, G.B., Browder, D.M., and Kirkland, C. (2002). Using individualized schedules as a component of positive behavioral supports for students with developmental disabilities. *Journal of Positive Behavior Interventions,* 73-79.

[50] Baron-Cohen, S. (1987). Autism and symbolic play. *British Journal of Developmental Psychology, 5,* 139-148.

Nuzzolo-Gomez, R., Leonard, M.A., Ortiz, E., Rivera, C.M., and Greer, R.D. (2002). Teaching children with autism to prefer books or toys over stereotypy or passivity. *Journal of Positive Behavior Interventions, 4,* 80-87.

[51] Lewis, V., and Boucher, J. (1988). Spontaneous, instructed and elicited play in relatively able autistic children. *British Journal of Developmental Psychology, 6,* 325-339.

Zercher, C., Hunt, P., Schuler, A., and Webster, J. (2001). Increasing joint attention, play, and language through peer supported play. *Autism, 5,* 374-398.

[52] Newsone, E. (1991). *Enabling flexibility and social empathy in able autistic children: Some practical strategies.* Paper presented at Therapeutic Approaches to Autism-Research and Practise, Durham, U.K.

[53] Koegel, R.L., and Koegel, L.K. (1987). Generalisation issues in the treatment of autism. *Seminars in Speech and Language, 8,* 241-256.

Esbensade, P.H., and Rosales-Ruiz, J. (2001). Programming common stimuli to promote generalized question-asking: A case demonstration in a child with autism. *Journal of Positive Behavior Interventions, 3,* 199-210.

[54] Rotholz, D.A. (1987). Current considerations on the use of one-to-one instruction with autistic students: Review and recommendations. *Education and Treatment of Children, 10,* 271-278.

Kok, A.J., Kong, T.Y., and Bernard-Opitz, V. (2002). A comparison of the effects of structured play and facilitated play approaches on preschoolers with autism: A case study. *Autism. 6,* 181-196.

[55] Wing, L. (1967). The handicaps of autistic children. In B. Richards (Ed.), *Proceedings of the Congress of the International Association for the Scientific Study of Mental Deficiency.* England: Sidgwick and Jackson.

[56] Frith, U., and Baron-Cohen, S. (1987). Perception in autistic children. In D. Cohen and A.M. Donnellan (Eds.), *Handbook of autism and pervasive developmental disorders.* New York: John Wiley.

Dunn, W., Myles, B.S., and Orr, S. (2002). Sensory processing issues associated with Asperger Syndrome: A preliminary investigation. *The American Journal of Occupational Therapy 56,* 97-102.

[57] Hamines, J.G.W., and Langdell, T. (1981). Precursors of symbol formation and childhood autism. *Journal of Autism and Developmental Disorders, 11,* 331-346.

National Research Council. (2001). *Educating children with autism.* Washington, DC: National Academy Press.

[58] Attwood, A.J. (1984). *The gestures of autistic children.* Unpublished Ph.D Thesis, University of London, England.

[59] Riguet, C.B., Taylor, N.D, Benaroya, S., and Klein, L.S. (1981). Symbolic play in autistic, Down's and normal children of equivalent mental age. *Journal of Autism and Developmental Disorders, 11,* 439-448.

National Research Council. (2001). *Educating children with autism.* Washington, DC: National Academy Press.

[60] Stone, W.L., and Lemanek, K.L. (1990). Parental report of social behaviours in

autistic preschoolers. *Journal of Autism and Developmental Disorders, 20,* 513-522.

Stone, W.L., and Yoder, P.J. (2001). Predicting spoken language level in children with autism spectrum disorders. *Autism, 5,* 341-361.

[61] Dawson, G., and Levy, A. (1989). Arousal, attention, and the socioemotional impairments of individuals with autism. In G. Dawson (Ed.), *Autism - Nature, diagnosis, and treatment.* New York: The Guilford Press.（前掲書）

[62] Wing, L. (1976). Diagnosis. clinical description and prognosis. In L. Wing (Ed.), *Early childhood autism.* Oxford: Pergamon.

[63] Grandin, T. (1984). My experiences as an autistic child and review of selected literature. *Journal of Orthomolecular Psychiatry, 13,* 144-174.

Quill, K. A. (2000). *Do-watch-listen-say: Social and communication intervention for children with autism.* Baltimore, MD: Brookes.

[64] Boucher, J., and Lewis, V. (1989). Memory impairments and communication in relatively able autistic children. *Journal of Child Psychology and Psychiatry, 30,* 99-122.

Frea, W.D., Arnold, C.L., and Vittimberga, G.L. (2001). A demonstration of the effects of augmentative communication on the extreme aggressive behavior of a child with autism within an integrated preschool setting. *Journal of Positive Behavior Interventions, 3,* 194-198.

[65] Atkinson, R.P., Jenson, W.R., Rovner, L., Cameron, S., Van Wagenen, and Petersen, B.P. (1984). Brief report: Validation of the autism reinforcer checklist for children. *Journal of Autism and Developmental Disorders, 14,* 429-433.

[66] Baker, L., and Milner, Y. (1985). Sensory reinforcement with autistic children. *Behavioral Psychology, 13,* 328-341.

Kennedy, C.H. (2000). When reinforcers for problem behavior are not readily apparent: Extending functional assessments to complex problem behaviors. *Journal of Positive Behavior Interventions, 2,* 195-201.

[67] Charlop, M.H., Kurtz, P.E., and Casey, E.G. (1990). Using aberrant behaviours as reinforcers for autistic children. *Journal of Applied Behavior Analysis, 23,* 163-181.

Baker, M.J., Koegel, R.L., and Koegel, L.K. (1998). Increasing the social behavior of young children with autism using their obsessions. *Journal of the Association for*

Persons of Severe Handicaps, 23, 300-309.

[68] Dyer, K., Christian, W.P., and Luce, S.C. (1982). The role of response delay in improving the discrimination performance of autistic children. *Journal of Applied Behavior Analysis, 15,* 231-240.

Quill, K. A. (2000). *Do-watch-listen-say: Social and communication intervention for children with autism.* Baltimore, MD: Brookes.

[69] Hughes, V., Wolery, M.R., and Neel, R.S. (1988). Teacher verbalizations and task performance with autistic children. *Journal of Autism and Developmental Disorders, 13,* 305-316.

National Research Council. (2001). *Educating children with autism.* Washington, DC: National Academy Press.

[70] Koegel, R.L., O'Dell, M., and Dunlap, G. (1988). Producing speech use in non-verbal autistic children by reinforcing attempts. *Journal of Autism and Developmental Disorders, 18,* 525-538.

[71] Dunlap, G., and Koegel R.L. (1980). Motivating autistic children through stimulus variation. *Journal of Applied Behavior Analysis, 13,* 619-627.

Quill, K. A. (2000). *Do-watch-listen-say: Social and communication intervention for children with autism.* Baltimore, MD: Brookes.

[72] De Myer, M.K. (1979). *Parents and children in autism.* Washington, DC: Winston.

[73] Tantam, D. (1991). Asperger syndrome in adulthood. In U. Frith. (Ed.), *Autism and Asperger syndrome.* Cambridge: Cambridge University Press.

Tantam, D. (2003). The challenge of adolescents and adults with Asperger syndrome. *Child and Adolescent Psychiatric Clinics of North America, 12,* 143-164.

[74] Baron-Cohen, S. (1989). Do autistic children have obsessions and compulsions? *British Journal of Clinical Psychology, 28,* 193-200.

American Psychiatric Association. (2000). *Diagnostic and statistical manual of mental disorders - 4th ed., text revision. Washington,* DC: Author.（前掲書）

[75] Barmann, B.C. (1980) Use of contingent vibration in the treatment of self- stimulatory hand-mouthing and ruminative vomiting behaviour. *Journal of Behavioural Therapy and Experimental Psychiatry, 11,* 307-311.

Kennedy, C.H. (2000). When reinforcers for problem behavior are not readily apparent: Extending functional assessments to complex problem behaviors. *Journal of*

Positive Behavior Interventions, 2, 195-201.

[76] Haring, T.G., Pitts-Conway, V., Breen, C.G., and Gaylord-Ross, R. (1986). Use of differential reinforcement of other behaviour during dyadic instruction to reduce stereotyped behavior of autistic students. *American Journal of Mental Deficiency, 90,* 694-702.

Roberts-Gwinn, M.M., Luiten, L., Derby, K.M., Johnson, T.A., and Weber, K. (2001). Identification of competing reinforcers for behavior maintained by automatic reinforcement. *Journal of Positive Behavior Interventions. 3,* 83-87, 94.

[77] Koegel, R.L., and Koegel, L.K. (1990). Extended reductions in stereotypic behaviour of students with autism through a self-management treatment package. *Journal of Applied Behavior Analysis, 23,* 119-127.

Callahan, K., and Rademacher, J.A. (1999). Using self-management strategies to increase the on-task behavior of a student with autism, *Journal of Positive Behavior Interventions, 1,* 117-122.

[78] Runco, M.A., Charlop, M.H., and Schreibman, L. (1986). The occurrence of autistic children's self-stimulation as a function of familiar versus unfamiliar stimulus conditions. *Journal of Autism and Developmental Disorders, 16,* 31-44.

Huebner, R.A. (2001). *Autism: A sensorimotor approach to management.* Gaithersburg, MD: Aspen Publishers, Inc.

[79] Dadds, M., Schwarz, S., Adams, T., and Rose, S. (1988). The effects of social context and verbal skill on the stereotypic and task-involved behaviour of autistic children. *Journal of Child Psychology and Psychiatry, 29,* 669-676.

[80] Duker, P.C., and Rasing, E. (1989). Effects of redesigning the physical enviroument on self-stimulation and on-task behaviour in three autistic-type developmentally disabled individuals. *Journal of Autism and Developmental Disorders, 19,* 449-460.

Kennedy, C.H. (2000). When reinforcers for problem behavior are not readily apparent: Extending functional assessments to complex problem behaviors. *Journal of Positive Behavior Interventions, 2,* 195-201.

[81] Bemporad, J.R. (1979). Adult recollections of a formerly autistic child. *Journal of Autism and Developmental Disorders, 9,* 179-197.

[82] James, A.L., and Barry, R.J. (1980). Respiratory and vascular responses to simple visual stimuli in autistics, retardates and normals. *Psychophysiology, 17,* 541-547.

Huebner, R.A. (2001). *Autism: A sensorimotor approach to management*. Gaithersburg, MD: Aspen Publishers, Inc.

[83] Courchesne, E., and Lincoln, A.J. (1985). Event-related brain potential correlates of the processing of novel visual and auditory information in autism. *Journal of Autism and Developmental Disorders, 15,* 55-76.

[84] Ornitz, E.M. (1989). Autilsm at the interface between sensory and information processing. In G. Dawson (Ed.), *Autism - Nature, diagnosis and treatment*. New York: The Guilford Press.（前掲書）

[85] Coleman, M., and Gillberg C. (1985). *The biology of the autistic syndrome*. Oxford: Mac Keith Press.（邦訳『自閉症のバイオロジー：新しい理解と治療教育の手引』高木俊一郎他監訳、学苑社、1986）

Coleman, M., and Gillberg C. (2000). *The biology of the autistic syndrome (3rd ed.)*. Oxford: Mac Keith Press.

[86] Gillberg, C. (1990). Autism under age 3 years: A clinical study of 28 cases referred for autistic symptoms in infancy. *Journal of Child Psychology and Psychiatry 31,* 921-934.

Huebner, R.A. (2001). *Autism: A sensorimotor approach to management*. Gaithersburg, MD: Aspen Publishers, Inc.

[87] Frith, U. (1991). Asperger and his syndrome. In U. Frith (Ed.), *Autism and Asperger syndrome*. Cambridge: Cambridge University Press.（前掲書）

Dunn, W. (1999). *The sensory profile*. San Antonio, TX: The Psychological Corporation.

[88] Lowdon, G. (1991). Some thoughts on the nature of perception in autism. *Communication, 25,* 21-24.

Dunn, W. (1999). *The sensory profile*. San Antonio, TX: The Psychological Corporation.

[89] White, B.B., and White, M.S. (1987). Autism from the inside. *Medical Hypotheses, 24,* 223-229.

[90] Volkmar, F.R., and Cohen, D.J. (1985). The experience of infantile autism: A first-person account by Tony W. *Journal of Autism and Developmental Disorders, 15,* 47-54.

[91] Grandin, T., and Scariano, M. (1986). *Emergence: Labeled autistic*. Novato, CA:

Arena Press. (邦訳『我、自閉症に生まれて』カニングハム久子訳、学習研究社、1994)

[92] Cesaroni, L., and Garber, M. (1991). Exploring the experience of autism through firsthand accounts. *Journal of Autism and Developmental Disorders, 21,* 303-313.

[93] Grandin, T. (1989). An autistic's view of holding therapy. *Communication, 23,* 75-78.

[94] Grandin, T. (1990). Sensory problems in autism. In *Proceedings of the Annual Conference of the Autism Society of America,* Buena Park, Califomia.

[95] Ram, S. (1990). The use of the duvet (quilt) for the treatment of autistic, violent behaviours (an experimental account). *Journal of Autism and Developmental Disorders, 20,* 279-280.

[96] King, L.J. (1990). Methods for reducing hypersensitivity to sensory stimulation in autistic individuals. *Proceedings of Autism Society Conference,* Buena Park, California.

Roberts-Gwinn, M.M., Luiten, L., Derby, K.M., Johnson, T.A., and Weber, K. (2001). Identification of competing reinforcers for behavior maintained by automatic reinforcement. *Journal of Positive Behavior Interventions, 3,* 83-87, 94.

[97] Love, S.R., Matson, J.L., and West, D. (1990). Mothers as effective therapists for autistic children's phobias. *Journal of Applied Behavior Analysis, 23,* 379-385.

[98] Jackson, H.J. (1983). Current trends in the treatment of phobias in autistic and mentally retarded persons. *Australia and New Zealand Journal of Developmental Disabilities, 9,* 191-208.

[99] Waranch, H.R., Wohl, M.K., and Nidiffer, F.D. (1981). Treatment of a retarded adult's mannequin phobia through in vivo desensitization and shaping approach responses. *Journal of Behaviour Therapy and Experimental Psychiatry, 12,* 359-362.

[100] Gillberg, C., and Schaumann, H. (1989). Autism: Specific problems of adolescence. In C. Gillberg, (Ed.), *Diagnosis and treatment of autism.* New York: Plenum Press.

Attwood, T. (1998). *Asperger's syndrome: A guide for parents and professionals.* London: Jessica Kingsley. (前掲書)

[101] Gillberg, C. (1984). Autistic children growing up: Problems during puberty and adolescence. *Developmental Medicine and Child Neurology, 26,* 125-129.

Attwood, T. (1998). *Asperger's syndrome: A guide for parents and professionals.*

London: Jessica Kingsley.（前揭書）

[102]Gillberg, C. (1990). The treatment of epilepsy in autism. *Journal of Autism and Developmental Disorders, 21,* 61-77.

Tuchman, R. (2000). Treatment of seizure disorders and EEG abnormalities of children with autism spectrum disorders. *Journal of Autism and Developmental Disorders, 30,* 137-148.

[103]Olsson, I., Steffenburg, S., and Gillberg, C. (1988). Epilepsy in autism and autistic like conditions. *Archives of Neurology, 45,* 666-668.

Kanner, A.M. (2000). The treatment of seizure disorders and EEG abnormalities in children with autistic spectrum disorders: Are we getting ahead of ourselves. *Journal of Autism and Developmental Disorders, 30,* 491-495.

[104]Gedye, A. (1989). Extreme self-injury attributed to frontal lobe seizures. *American Journal on Mental Retardation, 94,* 20-26.

[105]Szatmari, P., Bartolucci, G., Bremner, R., Bond, S., and Rich, S. (1989). A follow-up study of high-functioning autistic children. *Journal of Autism and Developmental Disorders, 19,* 213-225.

Attwood, T. (1998). *Asperger's syndrome: A guide for parents and professionals.* London: Jessica Kingsley.（前揭書）

[106]Gillberg, C. (1991). Outcome in autism and autistic-like conditions. *Journal of the American Academy of Adolescent and Child Psychiatry, 30,* 375-382.

Coleman, M., and Gillberg C. (2000). *The biology of the autistic syndrome (3rd ed.).* Oxford: Mac Keith Press.（初版、前揭書）

[107]Wing, L. (1989). Autistic adults. In C. Gillberg (Ed.), *Diagnosis and treatment of autism.* New York: Plenum Press.

[108]Tantam, D. (1988). Lifelong eccentricity and social isolation. *British Journal of Psychiatry, 153,* 777-782.

Tantam, D. (2003). The challenge of adolescents and adults with Asperger syndrome. *Child and Adolescent Psychiatric Clinics of North America, 12,* 143-164.

[109]Szatmari, P., Bartolucci, G., and Bremner, R. (1989). Asperger's syndrome and autism: Comparison of early history and outcome. *Developmental Medicine and Child Neurology, 31,* 709-720.

Tonge, B.J., Brereton, A.V., Gray, K.M., and Einfeld, W.L. (1999). Behavioral and emotional disturbance in high-functioning autism and Asperger syndrome. *Autism, 3,* 117-130.

[110] Sahley, T.L., and Panksepp, J. (1987). Brain opioids and autism: An updated analysis of possible linkages. *Journal of Autism and Developmental Disorders, 17,* 201-216.

[111] Gillberg, C. (1988). The role of the endogenous opioids in autism and possible relationships to clinical features. *Aspects of Autism: Biological Research.* London: Gaskell.

[112] Sandman, C.A. (1988). B-Endorphin disregulation in autistic and self-injurious behaviour: A neuro-developmental hypothesis. *Synapse, 2,* 193-199.

[113] Campbell, M., Adarns, P., Small, A.M., Tesch, R.N., and Curren, E.L. (1988). Naltrexone in infafitile autism. *Psychopharmacology Bulletin, 24,* 135-139.

[114] Barrett, R.P., Feinstein C., and Hole, W.T. (1989). Effects of Naloxone and Naltrexone on self-injury: A double-blind, placebo-controlled analysis. *American Journal on Mental Retardation, 93,* 644-651.

[115] Waiters, A., Barrett, R., Feinstein, C., Mercurio, A., and Hole, W. (1990). A case report of naltrexone treatment of self-injury and social withdrawal in autism. *Journal of Autism and Developmental Disorders, 20,* 169-176.

[116] Luiselli, J.K., Beitis, J.A., and Bass, J. (1989). Clinical analysis of Naltrexone in the treatment of self-injurious behaviour. *Journal of the Multihandicapped Person, 2,* 43-50.

[117] Rimland, B. (1990). Autism therapies from A to Z: Consumer report evaluations of treatment modalities. In *Proceedings 1990 Annual Conference of the Autism Society of America,* Buena Park, California.

Rosenthal-Malek, A., and Mitchell, S. (1997). Brief report: The effects of exercise on the self-stimulatory behaviors and positive responding to adolescents with autism. *Journal and Autism and Developmental Disorders, 27,* 193-201.

[118] Allison, D.B., Basile, V.C., and Macdonald, R.B. (1991). Comparative effects of antecedent exercise and Lorazepam on the aggressive behaviour of an autistic man. *Journal of Autism and Developmental Disorders, 21,* 89-94.

Elliot, R.O., Dobbin, A.R., Rose, G.D., and Soper, N.V. (1994). Vigorous, aerobic exercise versus general motor training activities: Effects on maladaptive and stereotypic behaviors of adults with both autism and mental retardation. *Journal of*

Autism and Developmental Disorders, 24, 565-576.

[119] McGimsey, J.F., and Favell, J.E. (1988). The effects of increased physical exercise on disruptive behaviour in retarded persons. *Journal of Autism and Developmental Disorders, 18,* 167-179.

[120] Kern, L., Koegel, R.L., Dyer, K., Blew, P.A., and Fenton, L.R. (1982). The effects of physical exercise on self-stimulation and appropriate responding in autistic children. *Journal of Autism and Developmental Disorders, 12,* 399-419.

[121] Reid, R.D., Factor, D.C., Freeman, N.L., and Sherman, J. (1988). The effects of physical exercise on three autistic and developmentally disordered adolescents. *Therapeutic Recreation Journal, 22,* 47-56.

[122] Quill, K., Gurry, S., and Larkin, A. (1989). Daily life therapy: A Japanese model for educating children with autism. *Journal of Autism and Developmental Disorders, 19,* 625-635.

Honda, H., and Shimizu, Y. (2002). Early intervention for preschool children with autism in the community: The DISCOVERY approach in Yokohama, Japan, *Autism, 6,* 299-314.

監訳者あとがき

　本書は、自閉症スペクトラムの臨床、啓発、研究に長年取り組んでこられたトニー・アトウッド博士による、親や教師向けの入門書である。

　自閉症スペクトラムの子どもに関わった親や教師は、「どうして、この子はこういうことをするのだろう？」「どうして泣いているのだろう？」「どうして、他の子どもと一緒に遊ばないのだろう？」「どうしてこんな物に執着するだろう」「どうして親が知らないような難しい言葉を知っているだろう」などと、Why を繰り返してため息をついて佇んだり、イライラしたり、時には微笑したり、大声で笑ってしまうといった経験をくり返すのではないだろうか？

　本書の原題は『Why does Chris do that?』である。アトウッド博士はまさに Why の嵐の中で戸惑われているあなたのために本書を書かれた。アトウッド博士は臨床家としても有能な方であることはもちろんだが、同時に啓発家としての才能が抜きんでていることで有名である。彼の講演会に何度か参加したことがある。専門的な内容をわかりやすくたとえ話やご自身の臨床経験を通じてたっぷりのジェスチャーとユーモアで味付けしながら話していく。聴衆は親も専門家も時間を忘れて引き込まれる。司会者が時間が来たと言うと、激しいブーイングが何度も起きるのが常だった。トニーの後でだけは講演したくないと言う専門家が多いが、その気持ちはよくわかる。それはアトウッド博士が自閉症スペクトラムの専門家として優秀なだけでなく、親や教師に自閉症スペクトラムという理解が難しい障害を理解してもらうために、並外れた努力をされてきたからだと思う。

本書は、自閉症スペクトラムの子どもと接する際に必要な考え方や知識がわかりやすくコンパクトにまとめられている。最近、アスペルガー症候群や自閉症スペクトラムが一種のブームになっており、一般向けの類書も多く出版されている。しかし、内容的に信頼できる本はそれほど多くない。アトウッド博士は学生時代にボランティアとして自閉症のサマーキャンプに参加されてから現在まで40年間、イギリスとオーストラリアを中心に、自閉症スペクトラム臨床の最前線で活躍されてきた本当の専門家である。本書を自閉症スペクトラムに関わるすべての方にお勧めしたい。

　　　　　　　　　　　　　　　　　　　　　　　内山　登紀夫

[監訳者プロフィール]

内山　登紀夫（うちやま　ときお）

精神科医師。専門は児童精神医学。1956 年、三重県生まれ。順天堂大学医学部卒業。順天堂越谷精神医学研究所附属病院、東京都立梅ケ丘病院精神科、大妻女子大学人間関係学部教授を経て、2009 年 4 月より国立大学法人福島大学人間発達文化学類教授。2000 年によこはま発達クリニックを開設し、発達障害の診療と啓発活動、専門家の養成などを行う。

主な著編書に、『本当の TEACCH―自分が自分であるために』（学習研究社、2006）、『知りたいことがなんでもわかる子どものこころのケア―SOS を見逃さないために』（共編、永井書店、2004）、『高機能自閉症・アスペルガー症候群入門―正しい理解と対応のために』（共編、中央法規出版、2002）、『自閉症のトータルケア―TEACCH プログラムの最前線』（共編、ぶどう社、1994）等。訳書に『ガイドブック アスペルガー症候群―親と専門家のために』（トニー・アトウッド著、共訳、東京書籍、1999）等がある。

[訳者プロフィール]

八木　由里子（やぎ　ゆりこ）

1966 年生まれ。上智大学外国語学部卒業。出版社勤務を経て、現在は大学で秘書をする傍ら、翻訳を行う。訳書に『グローバル・エイズ―途上国における病の拡大と先進国の課題』（アリグザンダー・アーウィン他著、明石書店、2005）、『不安な心の癒し方―あなたの悩みを解決する 7 つの認知療法』（ロバート・リーヒ著、アスペクト、2006）等がある。

［著者プロフィール］

トニー・アトウッド（Tony Attwood）
臨床心理士。1952年、イギリスのバーミンガム生まれ。ハル大学にて心理学名誉学位、サリー大学にて臨床心理学修士号、ユニバーシティ・カレッジ・ロンドンにて博士号を取得。現在はオーストラリアのグリフィス大学の非常勤准教授。ブリスベン在住。30年以上にわたり、自閉症、アスペルガー症候群、広汎性発達障害のある人たちの療育に当たっており、この分野における第一人者として世界的に尊敬を集めている。
アスペルガー症候群や高機能自閉症に関する著書やビデオは、この分野の最も優れた手引きとして高い評価を受けている。主な著書に、『ガイドブック　アスペルガー症候群―親と専門家のために』（冨田真紀・内山登紀夫・鈴木正子訳、東京書籍、1999）、『ワークブック　アトウッド博士の〈感情を見つけにいこう〉―アスペルガー症候群のある子どものための認知行動療法プログラム』（1 怒りのコントロール）（2 不安のコントロール）（辻井正次監訳、明石書店、2008）等がある。

アトウッド博士の
自閉症スペクトラム障害の子どもの理解と支援
――どうしてクリスはそんなことをするの？

2012年8月5日　初版第1刷発行

著　者	トニー・アトウッド
監訳者	内　山　登紀夫
訳　者	八　木　由里子
発行者	石　井　昭　男
発行所	株式会社 明石書店

〒101-0021 東京都千代田区外神田6-9-5
電話　03（5818）1171
FAX　03（5818）1174
振替　00100-7-24505
http://www.akashi.co.jp/

装丁	藤本　義人
印刷	モリモト印刷株式会社
製本	協栄製本株式会社

（定価はカバーに表示してあります）　　ISBN978-4-7503-3627-5

ワークブック アトウッド博士の〈感情を見つけにいこう〉① 怒りのコントロール
トニー・アトウッド著　辻井正次監訳
アスペルガー症候群のある子どものための認知行動療法プログラム　東海明子訳
●1200円

ワークブック アトウッド博士の〈感情を見つけにいこう〉② 不安のコントロール
トニー・アトウッド著　辻井正次監訳
アスペルガー症候群のある子どものための認知行動療法プログラム　柳沢圭子訳
●1200円

アスペルガー症候群・高機能自閉症の人のハローワーク
テンプル・グランディン、ケイト・ダフィー著　梅永雄二監修
能力を伸ばし最適の仕事を見つけるための職業ガイダンス
●1800円

パワーカード　アスペルガー症候群や自閉症の子どもの意欲を高める視覚的支援法
エリーサ・ギャニオン著　ペニー・チルズ絵　門眞一郎訳
●1200円

自閉症百科事典
ジョン・T・ネイスワース、パメラ・S・ウルフ編
萩原拓監修　小川真己、徳永優子、吉田美樹訳
●5500円

ドナ・ウィリアムズの自閉症の豊かな世界
ドナ・ウィリアムズ著　門脇陽子、森田由美訳
●2500円

ひとりひとりが特別だよ　自閉症のある子どもの「きょうだい」のための本
フィオナ・ブリーチ著　上田勢子訳
●1500円

仕事がしたい！　発達障害がある人の就労相談
梅永雄二編著
●1800円

レベル5は違法行為！
カーリ・ダン・ブロン著　門眞一郎訳
自閉症スペクトラムの青少年が対人境界と暗黙のルールを理解するための視覚的支援法
●1600円

自閉症スペクトラム障害のある人が才能をいかす10のルール
テンプル・グランディン、ショーン・バロン著
平岩幹男監訳　塩田玲子訳　門眞陽子訳
人間関係
●2800円

ABAプログラムハンドブック
J・タイラー・フォーベル著
自閉症を抱える子どものための体系的療育法
●2500円

親と教師が今日からできる　家庭・社会生活のためのABA指導プログラム
特別なニーズをもつ子どもの身辺自立から問題行動への対処まで
●2400円

先生のための　自閉症のある子の「良いところ」を伸ばす20の方法
コミュニケーション、マナーから学習スキルまで
●1800円

Q&A 家族のための自閉症ガイドブック
服部陵子
専門医による診断・特性理解・支援の相談室
●2000円

家族が作る　自閉症サポートブック
服部陵子、宮崎清美編著
わが子の個性を学校や保育園に伝えるために
●1300円

自閉症の療育カルテ
本間博彰監修　函館圏療育カルテ推進グループ編
村川哲郎、生涯にわたる切れ目のない支援を実現する
●1600円

〈価格は本体価格です〉